CONSIDÉRATIONS MÉDICO-PHILOSOPHIQUES

SUR QUELQUES POINTS DE

L'EDUCATION DES ENFANTS

PAR

Le Dr Alphonse-Louis BLANC

Ex-Élève interne des hôpitaux civils et militaires de Strasbourg
Marseille et Montpellier
Membre de la Société médicale, Ex-Secrétaire du Comité de rédaction
des travaux
Ex-Interne des hôpitaux (Marseille, épidémie cholérique de 1865)
Ex-médecin et Pharmacien par intérim de la Compagnie
du chemin de fer de Paris-Lyon-la Méditerranée
Chargé par M. le Maire de Montpellier de remplir par intérim les
fonctions de Médecin municipal, etc.

« L'enfant est le père de l'homme. »
VOODSWORTH.

PARIS
VICTOR MASSON ET FILS
Place de l'École-de-médecine.
1869

CONSIDÉRATIONS MÉDICO-PHILOSOPHIQUES

SUR QUELQUES POINTS DE

L'ÉDUCATION

DES ENFANTS

MONTPELLIER, TYPOGRAPHIE DE BOEHM ET FILS.

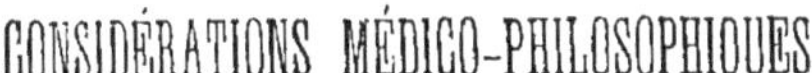

CONSIDÉRATIONS MÉDICO-PHILOSOPHIQUES

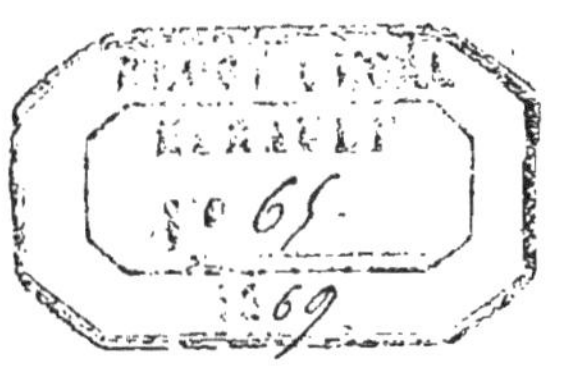

SUR QUELQUES POINTS DE

L'ÉDUCATION

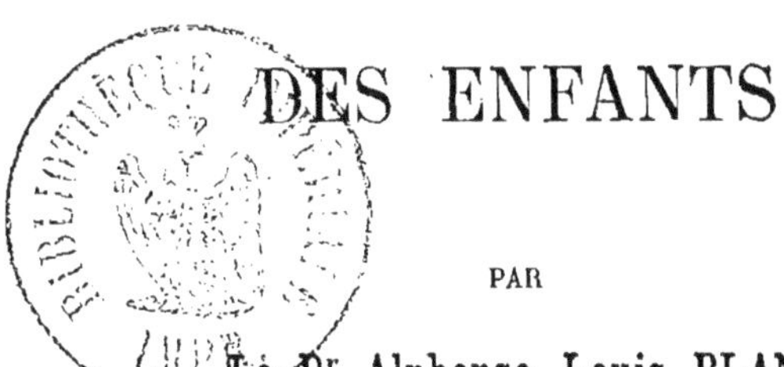

DES ENFANTS

PAR

Le Dr Alphonse-Louis BLANC

Ex-Élève interne des hôpitaux civils et militaires de Strasbourg
Marseille et Montpellier
Membre de la Société médicale, Ex-Secrétaire du Comité de rédaction
des travaux
Ex-Interne des hôpitaux (Marseille, épidémie cholérique de 1865)
Ex-médecin et Pharmacien par intérim de la Compagnie
du chemin de fer de Paris-Lyon-la Méditerranée
Chargé par M. le Maire de Montpellier de remplir par intérim les
fonctions de Médecin municipal, etc.

« L'enfant est le père de l'homme. »
VOODSWORTH.

PARIS
VICTOR MASSON ET FILS
Place de l'École-de-médecine.
1869

AVANT-PROPOS

Le sujet que je vais traiter est aussi vaste que difficile.

Cette mesure dans l'étendue, jointe à la délicatesse de l'entreprise, sera mon excuse pour les lacunes de ce travail.

Écrire sur une matière scientifique un livre nouveau, est un événement rare dans la vie d'un auteur.

D'autres, sans fournir précisément une innovation, sont assez heureux pour présenter une connaissance acquise sous un jour plus clair ou plus beau.

Je ne puis qu'envier la bonne fortune du premier comme celle des derniers.

Il s'agit au reste, aujourd'hui, bien moins de créer que de choisir. Aussi je veux, non point offrir des vues nouvelles, mais essayer de faire fructifier celles des autres en les répandant.

Si j'ai cité des noms d'auteurs, ce n'est point pour montrer une érudition que je suis loin d'avoir, mais pour faire davantage ressortir l'utilité d'une pareille étude, et par suite exciter de plus habiles à s'en emparer, dans le but de l'approfondir.

Mais si l'amoindrissement du champ de l'inconnu n'est pas le fait de tous, il faut que chacun reste dans les limites de ses attributions. Les uns créent, le plus grand nombre répand. L'écho répète le son, mais ne le produit pas.

De plus savants, en effet, peuvent avoir une personnalité médicale; mais la plupart ne sont-ils pas obligés de faire le livre d'autrui et non leur propre livre?

Si, tout en reconnaissant malaisé l'accomplissement de ma résolution, je n'en poursuis pas moins la réalisation de mon dessein, c'est parce qu'on se trouve fort en plaidant les grands intérêts de l'humanité. Je vois les exigences du sujet, mais j'en connais et j'en sens toute la grandeur.

Le champ de la science est infini, la lumière ne devant pas avoir de limite, et l'étude de l'homme comme celle de sa nature ayant le monde pour horizon.

Ma justification se trouve là; car tous ont leur place au travail dans l'immensité de ce domaine.

Mon titre seul indique l'esprit dans lequel j'écris ces lignes. Si je suis incomplet, je dirai avec le religieux Malebranche : « Il faut de l'équité dans les lecteurs, et qu'ils fassent crédit pour quelque temps, car il n'y a que les géomètres qui puissent toujours payer comptant. »

Si j'ai failli à la vérité, je répondrai avec le texte biblique :

Credidi, propter quod locutus sum.

CONSIDÉRATIONS MÉDICO-PHILOSOPHIQUES

SUR QUELQUES POINTS DE

L'ÉDUCATION DES ENFANTS

CHAPITRE PREMIER

Généralités. — Des âges. — L'éducation sur la nature de l'homme. — Son but. — Son importance. — Définitions.

La matière brute est soumise à des lois, de même qu'elle a des propriétés. Tout ce qui peut nous être accessible et se révéler à nous par des qualités sensibles, tout corps, en un mot, quel que soit le lieu qu'il occupe dans l'immense domaine des sciences naturelles : corps brut, corps organique, corps organisé, — tout obéit aux règles inflexibles et immuables qui dominent le monde physique.

Il y a deux siècles environ que le génie de

Newton, guidé par les découvertes de Keppler, formulait la grande loi de la gravitation des corps célestes dont le principe, deux cents ans auparavant, avait été entrevu par Copernic lui-même.

Vers la même époque, et dans un autre ordre d'idées, Bossuet, tour à tour narrateur, théologien et politique, s'élevant au-dessus des événements qui se sont passés au sein des sociétés antiques, cherchait à dégager de tous ces matériaux d'érudition recueillis avant lui le caractère essentiel d'une théorie véritablement scientifique, en montrant l'enchaînement des faits passés et en indiquant comment ils dérivent les uns des autres.

Comme le monde physique, comme l'histoire, comme le monde moral soumis à l'inexorable loi du progrès, le monde organique gravite, lui aussi, autour d'une grande loi : la loi des évolutions ; et chacun des êtres qui le composent obéit, non-seulement aux lois physiques qui régissent tous les êtres de l'univers, mais aux lois vitales dont l'effet se manifeste par une lutte incessante contre l'empire des premières.

Les corps vivants, comme le dit Linné, naissent, croissent et se reproduisent, puis meurent, en passant par une série de phases graduelles. Ces changements incessants, ces transformations perpétuelles de l'être vivant, partagent l'existence de l'homme en plusieurs périodes. Ces divisions ne sont pas rigoureusement naturelles, car l'évolution de l'être humain se fait d'une manière insensible et n'a point de temps d'arrêt bien déterminé ; mais quoique arbitrairement établies pour les facilités de l'étude, elles jalonnent exactement la route à parcourir, mesurant rigoureusement l'espace qui sépare l'origine de la fin.

Des ages. — Toutefois, il existe entre ces grandes révolutions de profondes différences qui marquent d'un sceau spécial les diverses métamorphoses que va subir l'être organisé. Depuis l'instant où le germe reçoit sa mystérieuse influence jusqu'à la faible lueur de la dernière heure, du maillot au suaire, du berceau à la tombe, chaque période de l'évolution, chaque *âge*, va se montrer avec sa physionomie propre et ses traits caractéristiques.

Cette manière artificielle de régler ainsi l'évolution de l'être humain par les *âges* est admise dès la plus haute antiquité. — Hallé fut le premier qui établit une division réellement scientifique. Celle de Daubenton offre plus de simplicité; c'est, en quelque sorte, le développement et la régularisation de la classification antique.

Les auteurs modernes suivent généralement la suivante :

Enfant nouveau-né, de 0 à 7 jours.

Première enfance, jusqu'à 2 ans.

Deuxième enfance, de 2 à 12 ou 15 ans.

Adolescence, de 12 ou 15 ans à 18 ou 20 ans.

Age adulte, de 20 à 60 ans.

Vieillesse, de 60 ans jusqu'à la mort.

Sans m'astreindre rigoureusement aux classifications scientifiques admises par les auteurs, l'enfant est pris ici dans son acception la plus large. Je comprends ainsi toute la durée d'accroissement, tout le temps qu'il met à devenir homme, et je confonds dans ce terme général la première comme la seconde enfance, l'adolescence comme la puberté.

Cette confusion peut m'être permise, car, dans un autre ordre d'idées, toutes les mutations, tous les actes vitaux, toutes les manifestations, en un mot, du mouvement organique, comme la circulation, l'absorption ou l'assimilation, ne peuvent avoir des lignes tranchées de démarcation.

Toutefois, la nature a fixé des époques, et rien ne peut les devancer. Avoir à l'âge de 20 ans une opinion propre et arrêtée sur un sujet philosophique, social ou religieux, devient une difficulté aussi grande que celle d'être homme à 10 ans.

Si l'*âge* est surtout marqué par les changements de l'organisme, nul autre ne l'est autant que la puberté ; car il y a des vieillards de 30 ans, et certains hommes de 60 ans ont encore les attributs de la jeunesse. Ces différents changements de l'organisme peuvent, en résumé, se réduire à trois grandes révolutions dont les différentes manifestations sont vraiment caractéristiques :

1° Une période de croissance de 0 à 25 ans ;

2° Une période de station de 25 à 60 ans ;

3° Une période de décroissance de 60 ans jusqu'à la mort.

C'est l'homme au commencement de la première période, ou plutôt son hygiène, que je me propose d'étudier.

L'ÉDUCATION FAIT PARTIE DE L'HYGIÈNE. — Mon sujet appartient donc presque exclusivement à l'hygiène. Cette science est une de celles qui font beaucoup parler d'elles. C'est là un privilége qu'elle partage avec un petit nombre d'autres; mais, en revanche, il n'en existe peut-être aucune qui soit réellement si peu étudiée. Tout le monde croit la posséder, et cependant les hommes qui la connaissent d'une façon approfondie sont rares.

Les médecins eux-mêmes suivent en cela les idées généralement répandues : on ne l'étudie pas. Il semble qu'on a tout dit quand on a écrit le substantif hygiène ou prononcé l'adjectif hygiénique. « Bonne hygiène, importance de l'hygiène, soins hygiéniques, appareils hygiéniques », là se borne toute la science de plusieurs.

Or, comme cette science est en crédit, sinon de fait, au moins de nom, rien ne se produit sans qu'elle ne paraisse. ... virtuellement du moins. Et cependant le mot hygiénique est dans toutes les bouches ; l'industrialisme aidant, nous avons la vogue des appareils, des instruments, des exercices hygiéniques. Il n'existe rien qui n'ait été rendu hygiénique.

Cette tendance générale prouverait à elle seule toute l'importance de l'hygiène. Il ne suffit pas cependant de prêcher partout et bien haut l'utilité de ces notions; il faut aussi les généraliser et les vulgariser. Les moindres détails, en effet, peuvent devenir d'une importance extrême pour la santé. L'observateur superficiel, qui ne juge de l'importance d'un fait que par son degré d'utilité immédiate, est sujet à ne pas apprécier sainement. Mais pour un esprit véritablement scientifique, cette connaissance, dont la portée échappe au premier, devient une notion précieuse. Sans utilité pratique aujourd'hui, elle deviendra demain fréquente en résultats par le génie d'un penseur ingénieux.

La surveillance du médecin ne peut évidemment se faire dans tous les cas d'une façon continue. Ses moyens d'intervention deviennent souvent inutiles, alors qu'il eût été bien simple de remédier à une complication par des conseils préventifs bien entendus.

Malheureusement beaucoup ne s'occupent de leur santé qu'au moment où elle est perdue. Les tentatives de vulgarisation, comme celle qui a été entreprise par M. le professeur Fonssagrives, constituent le meilleur remède à opposer au mal.

« C'est au berceau qu'il faut prendre l'homme pour le soumettre aux lois d'une hygiène bien entendue, afin de soutenir sa constitution, si elle est bonne, et dans le but de l'améliorer, si elle est mauvaise[1]. »

Prenons donc l'enfant dès son berceau; nous aurons là une garantie pour sa santé future.

L'ÉDUCATION APPARTIENT AU MÉDECIN. — S'il est établi que les règles de l'hygiène peuvent et doivent seules présider au développement et au perfectionnement de l'être humain, aussi bien dans le monde matériel et physiologique que dans le monde intellectuel et moral, une indication pratique découle naturellement de cette considération; je veux parler de la nécessité du rôle actif, exclusif, que doit jouer le médecin en cette occasion. Nul, en effet, ne peut comme lui résoudre les différentes questions soulevées par le problème de l'éducation.

Cette importance de l'intervention nécessaire du médecin dans l'éducation ressort d'ailleurs de la difficulté même du sujet. — Puisant à toutes les branches des sciences connues, dans la médecine aussi bien que dans l'histoire, dans la philosophie comme dans la morale, l'éducation doit avoir pour

[1] Bouchut; Hygiène de la première enfance.

but essentiel d'améliorer l'état de l'individu considéré dans ses relations avec une société qui marche et progresse. Comme toute science d'application, elle se compose de connaissances complexes, soumises au contrôle sévère d'un principe. Ses règles seront éminemment variables quand il s'agira d'un ensemble d'individus. Les habitudes, les lois, les coutumes, les mœurs, sont autant de données qui peuvent les modifier. De là une nouvelle source de difficultés.

Quel homme, autant que le médecin, est-il capable de les résoudre?

M. le professeur Schützenberger[1] a très-bien fait ressortir, dans un de ses cours, l'importance de cette mission, qui est la même pour nous tous. « Elle appartient aussi bien au modeste praticien qui chevauche péniblement à travers la neige des montagnes, qu'au brillant docteur qui roule en équipage sur le pavé des capitales. » Quel que soit le milieu social où nous sommes placés, chacun de nous indistinctement doit concourir à la grande œuvre.

Une autre preuve que l'éducation est une mission essentiellement médicale, c'est l'analogie qu'elle présente avec la médecine.

Quelle doit être, en effet, la qualité première du médecin?

[1] Leçons orales : Cours de pathologie et de clinique médicale professé à la Faculté de médecine de Strasbourg, année 1864

Un esprit qui joint le talent de l'observation à la faculté de généraliser et d'individualiser en même temps. C'est dire que le meilleur médecin est celui qui, considérant la médecine comme une suite de cas particuliers, sait le mieux se prémunir des systèmes.

Les systèmes sont inflexibles et brutaux, parce qu'ils veulent embrasser trop de cas dans une même formule.

En éducation comme en médecine, le danger des systèmes est le même. L'une et l'autre de ces sciences embrassant l'homme tout entier, nul système ne peut répondre à toutes les parties de la destinée humaine.

But de l'éducation. — Le but de l'éducation se réduit, en dernière analyse, à donner aux organes, comme aux sens, tout le développement dont ils sont susceptibles et tout le perfectionnement qu'ils peuvent atteindre. Or, il est certain que chacun de nous apporte en venant au monde une diversité manifeste dans ses aptitudes. Jusqu'à quel point pourra-t-on, pour chaque individu, pousser le développement de tel organe au détriment de tel autre ; jusqu'à quel point devra-t-on renoncer à telle habitude pour en adopter telle autre? Là est le problème, problème qui se réduit à placer l'enfant dans les meilleures conditions, pour que la synergie de ses facultés natives imprime à l'organisme entier tout le développement et toute l'expansion qu'il peut atteindre.

L'ÉDUCATION REPOSE SUR LA NATURE DE L'HOMME. — Ce problème est immense ; car, reposant sur la nature de l'homme, il soulève une question des plus graves qui puissent se dresser devant nous. La connaissance de cette nature est une œuvre complexe et demanderait une longue étude, mais non une étude d'analyse. Notre siècle qui, toujours à la recherche d'une satisfaction inquiète, possède une endance à tout décomposer, n'a pas les qualités nécessaires pour éclairer cette notion d'un jour nouveau. La génération médicale tient à briser les vieilles idoles, oubliant qu'elle vit sur un fonds, propriété des temps passés, lentement amassé par nos devanciers. Pourquoi la vérité serait-elle toujours avec nous et l'erreur avec nos aïeux ? Le présent tient au passé, de même qu'il commence l'avenir. Si nous regardons le présent avec fierté, regardons le passé avec gratitude et l'avenir avec espérance.

RAPPORTS GÉNÉRAUX DU PHYSIQUE ET DU MORAL. — L'homme apporte en naissant une disposition particulière, résultat nécessaire de son organisation matérielle, qui le porte à vivre en société. — Si cette observation nous le montre se rapprochant en ce point et par le caractère de son animalité, des êtres voisins de lui dans l'échelle zoologique, les connaissances anthropologiques les plus élémentaires établissent un abîme profond entre lui et les autres êtres vivants. De l'étude de son développement historique jaillit une vérité certaine, irréfutable : l'opposition constante chez lui entre l'humanité et l'animalité ; la raison, c'est-à-dire la faculté d'abstraction, ne le distingue-t-elle pas d'une façon radicale et fondamentale ? Écoutons M. Littré : « Dans les premiers temps du développement humain, cette possession de la raison abstraite ne donna pas à l'homme de très-grands avantages sur les animaux supérieurs. Tout se borne à ce qu'il se fabrique quelques instruments et quelques armes pour satisfaire mieux qu'eux les besoins qu'il a en commun avec eux ; et rien d'abord ne pouvait faire prévoir l'écart énorme qui finalement va survenir. Mais à mesure que la raison accumule les matériaux qui lui sont propres, et trouve les moyens de les fixer et, par conséquent, de les transmettre, une transformation s'opère ; et l'humanité commence à se dégager visiblement hors de l'animalité et à lui imposer un joug de plus en plus efficace et salutaire. Cette transformation a pour but de faire du genre humain un être moral et savant, chez qui la moralité et la science se fortifient l'une l'autre, la moralité faisant sentir la nécessité d'obéir à la vérité, et la vérité dirigeant la moralité vers les voies les meilleures et les plus sûres. »

Mais ne voir que par nos sens, ce serait s'exposer à n'établir aucune distinction entre le cadavre et l'homme vivant :

« Si on étudie l'homme avec le soin et la saine philosophie qui doivent présider à la considération de quelque chose d'aussi important que sa constitution, on voit qu'il se compose de deux parties bien différentes l'une de l'autre dans leur nature : je veux parler de l'agrégat matériel et des forces qui le gouvernent.

La première, ou l'agrégat, est du ressort des sens; elle appartient à la classe des objets de l'ordre physique ; c'est elle qui fait le sujet de nos études d'amphithéâtre.

La seconde, ou le dynamisme vivant et pensant, ne saurait être ni visible, ni tangible ; elle est de l'ordre métaphysique ; elle échappe à nos instruments, ne se manifeste que par ses effets, et ne peut être étudiée que par un travail tout à fait intellectuel[1]. »

La nature humaine dans l'enfant. — Après avoir essayé de montrer le but de l'éducation, après avoir établi qu'elle repose sur la nature de

[1] Bourdel; Rapport entre l'anatomie et la physiologie. — Mémoires pratiques, pag. 310.

l'homme, il reste à chercher si la nature humaine, chez l'enfant, offre les mêmes particularités. « L'obstacle radical, intime, sans cesse renaissant, dit M. Dupanloup, en parlant de l'enfant, c'est le fonds même de la nature humaine qui est gâté [1]. »

Contrairement à cette opinion, je crois que l'âme humaine dans l'enfant est une table rase où rien encore n'a été écrit. Ici tout est mou; l'hygiène peut être plus qu'ailleurs efficace. Si chez l'enfant le rôle du médecin acquiert une véritable grandeur, sa tâche devient sigulièrement plus facile; car, à une époque plus avancée, des habitudes vicieuses sont déjà prises, et il ne trouverait pas d'ailleurs chez l'homme mûr la même docilité à suivre ses conseils.

Importance de l'éducation. — L'entreprise est d'autant plus importante que les préjugés sont nombreux : on les rencontre bien souvent en route; aussi faut-il avoir soin de les combattre chemin faisant. — L'application des principes de l'éducation dès les premiers jours ne trouve d'ailleurs pas seulement son utilité en ce moment de la vie. Combien, au contraire, la santé future de l'enfant ne va-t-elle pas se ressentir plus tard des conseils de l'hygiène ou de leur absence !

Il est permis d'avancer que la majorité des mala-

[1] Dupanloup; Traité de l'éducation, tom. I, pag. 37.

dies pendant la première comme pendant la seconde enfance, provient d'une éducation mal comprise. Je dis plus : l'éducation est encore le meilleur auxiliaire dans la pathologie des enfants. Chez eux, en effet, les maladies guérissent d'autant mieux qu'on emploie le moins de remèdes. Que de fois, dans la clientèle de mon excellent maître, M. le Dr Bourdel, n'ai-je pas vu des vomissements, par exemple, ou autres dérangements que des remèdes étaient impuissants à guérir, subitement enrayés par un simple conseil d'une réalisation cependant bien facile : il suffisait de régler les heures auxquelles la nourrice prenait l'enfant, ou bien de diminuer l'alimentation de ce dernier. Il est hors de doute que dans les premières années une éducation bien entendue, relativement au régime, peut, mieux encore que tous les remèdes, empêcher chez des enfants prédisposés, le développement de la phthisie ou de la scrofule.

L'importance et l'utilité de l'éducation n'ont pas été seulement comprises par des médecins. Kant écrivait il y a déjà plus d'un demi-siècle : « Quand un être parfait en aura élevé un autre, on saura quelles sont les limites de l'éducation. » Un esprit distingué, Mme Necker de Saussure, a dit à son tour : « Que de gens armés d'un télescope, qui vérifient nuit et jour les prédictions des astronomes ! Que d'autres qui tiennent un registre exact du vent, de la chaleur, de la pluie ! Que d'infatigables annotateurs ! Et dans ce nombre il ne s'est pas trouvé un père qui ait daigné constater avec soin les progrès de son propre enfant [1] ! » Car il en est des enfants comme des plantes : on connaît à leurs premiers fruits ce qu'on doit en attendre pour l'avenir.

Platon avait déjà dit : « A moins d'être doué d'un excellent naturel et de s'être amusé, pour ainsi dire dès l'enfance, au milieu des belles choses et d'en avoir fait une étude sérieuse le reste de sa vie, jamais on ne deviendra honnête homme[2]. »

Je remplirais bien des pages si je voulais énumérer tous les auteurs qui ont insisté sur l'importance de l'éducation. Je me contente de donner encore ces deux citations : « C'est dans l'enfance que s'établissent les éléments de la bonne ou de la mauvaise santé, et la source la plus féconde des infirmités se trouve dans les vices de l'éducation [3]. »

Rostan a dit à son tour : « Les soins que l'on donne à l'enfant décident de l'homme à venir [4]. »

LES DOCTRINES MÉDICALES ET LA NATUE DE L'HOMME. — J'ai dit que l'éducation reposait sur la nature même de l'homme. Il ne faut pas se borner à cette connaissance. S'il est funeste d'établir une séparation

1 Mme Necker ; L'éducation progressive, pag. 24.
2 Platon ; Rep., liv. VIII, pag. 254.
3 Tourtelle ; Éléments d'hygiène.
4 Rostan ; Traité d'hygiène.

tranchée entre les trois ordres de notions dont l'ensemble constitue l'homme, il convient d'accorder à chacun d'eux l'importance qu'il mérite. Cette science de l'homme laisse encore à désirer, et ces lacunes puisent la raison de leur existence dans l'esprit même qui de tout temps a présidé à son étude. Depuis des siècles, la philosophie incertaine semble chercher sa voie. Indécise, elle paraît encore flotter entre l'organicisme et le spiritualisme. D'où viennent ces alternatives ?

D'une part, les savants livrés à l'étude de la biologie ont souvent exagéré l'action des organes ; d'autre part, des métaphysiciens, étrangers à la connaissance de l'organisme, ont enfanté une psychologie dépourvue de principes exacts et ne relevant que du sens intime.

Les deux camps sont depuis longtemps en présence ; les derniers coups ne paraissent pas avoir été portés encore.

Et l'on doit s'en féliciter.

En matière de science, la division fait la force.

De la fréquence des luttes scientifiques surgit un élément de progrès.

Le jour où tous les médecins seraient d'accord, l'écrivain pourrait briser sa plume, suivant l'expression de M. Dupré, et la science ne ferait aucun pas en avant.

A l'œuvre donc, et recherchons toujours la lumière. Ici, comme partout, le Vrai c'est le Bien, et les vérités de l'ordre vital ne peuvent que concorder avec celles de l'ordre physique.

Éducation et instruction. — L'éducation a été souvent confondue par les auteurs avec l'instruction, ou plutôt certains traités d'éducation ne font que donner des règles pour l'éducation intellectuelle. Cette lacune provient de ce que l'on a surtout écrit en vue des enfants des classes riches. On partage méthodiquement leur temps entre le latin et les jeux, les sciences et les repas; mais l'enfant des autres classes, il en est rarement question. L'éducation du fils de l'artisan ou du travailleur ne fait l'objet d'aucun traité spécial. Il y a là une raison, pour ce qui du moins concerne l'habitant des campagnes, placé généralement dans de bonnes conditions d'hygiène.

Dans un livre des mieux écrits qui aient paru sur la médecine, M. Munaret, au mileu des véritables trésors de science critique qu'il a su déployer et qui révèlent une extrême finesse d'observation, a fait ressortir toute l'influence des bonnes conditions hygiéniques des villageois. « Comparez, dit-il, nos campagnards musculeux et carrés, ces velues et larges poitrines, ces bras ciselés à la Farnèse, ce teint bruni par les ardeurs du soleil, avec les grêles habitants de la ville, figures de cire qu'on dirait échappées des salons de Curtius[1]. »

Toutefois il existe, je le répète, une lacune qu'il serait bon de voir comblée.

Cet oubli ne se rencontre pas d'ailleurs seulement en hygiène. Le prolétaire n'a pas toujours sa place au soleil de la littérature ou de l'art. Si l'on ouvre un roman moderne ou si l'on assiste à une œuvre dramatique, il semble qu'une peinture de mœurs ne peut être faite qu'à la condition de mettre en scène des personnages pris dans les classes élevées de la société.

C'est là une tendance que je constate et dont je ne puis ici chercher la raison.

DÉFINITIONS. — Les différentes définitions des auteurs sont le reflet de ces diverses manières de voir. Il me suffit d'en citer un certain nombre :

M. Druillettes, dans sa thèse de doctorat, s'exprime ainsi : « L'éducation s'entend de tout ce qui peut améliorer l'être au point de vue physique, moral, intellectuel[2]. »

Pour M. Dupanloup, l'éducation consiste à « cultiver, exercer, développer, fortifier et polir toutes les facultés physiques, intellectuelles, morales et

[1] Munaret; Du médecin des villes et du médecin des campagnes

[2] Druillettes; Thèse de Montpellier, 1863.

religieuses qui constituent dans l'enfant la nature et la dignité humaines [1]. »

Mme Necker la définit ainsi : « C'est mettre un enfant en état de remplir un jour, le mieux possible, la destination de sa vie [2]. »

Voici comment s'exprime, à ce sujet, M. Littré : « L'ensemble des habiletés intellectuelles ou manuelles qui s'acquièrent, et l'ensemble des qualités morales qui se développent [3]. »

Enfin l'Académie : « C'est le soin qu'on prend de l'instruction des enfants, soit en ce qui regarde les exercices de l'esprit, soit en ce qui regarde les exercices du corps. »

1 Dupanloup ; De l'éducation, tom. I, pag. 37.

2 Mme Necker de Saussure ; L'éducation progressive.

3 Diction. de médecine dit de *Nysten*, par MM. Littré et Robin.

CHAPITRE II

Analyse historique et critique de l'Éducation dans l'antiquité.

Si, dans ces derniers temps, l'éducation a reçu une plus vive impulsion, il faut la rapporter à l'influence des philosophes du siècle dernier. De même qu'ils ont préparé la grande crise de 89, de même ils ont favorisé cette révolution pacifique dont l'heureux mouvement a donné, à l'instruction surtout, un plus large développement.

Le peuple, fatigué des grands coups d'épée du moyen-âge, n'a pas tardé à comprendre que l'intelligence était une force capable de lutter avec la force brutale.

C'est qu'il existe un adversaire qui, dans certains combats, ne place pas toujours la victoire du côté des gros bataillons.

Cet adversaire, c'est la pensée !

L'éducation fut, en effet, de toute antiquité, l'objet des soins assidus de tous les législateurs. L'histoire nous montre les grands peuples, en général, comme étant ceux qui prenaient les plus grands soins à élever leurs enfants. Les Perses, les Égyptiens, les Grecs et les Romains, en offrent de frappants exemples.

Égyptiens. — Chez les Égyptiens, l'éducation tendait, au dire de Diodore de Sicile, à les endurcir à la fatigue et au froid. Les enfants étaient d'une frugalité remarquable. Quelques fruits, des racines, la moelle du papyrus, composaient leur alimentation.

Perses. — Chez les Perses, dès l'âge de six ou sept ans, l'enfant était confié aux magistrats. Hérodote et Xénophon racontent les soins vigilants qui entouraient toute l'éducation. Endurcis aux intempéries des saisons, d'une sobriété extrême, leur principale occupation consistait à tendre l'arc ou à lancer le javelot.

Sparte. — L'éducation chez les Spartiates fut réellement érigée en système. Ici c'était le système de l'endurcissement dans toute sa rigueur. Lycurgue avait compris que, pour agir sur une longue suite de générations, il était utile de soumettre les filles au même système d'éducation, remontant ainsi jusqu'aux sources de la vie. Aussi les exercices étaient-ils communs aux deux sexes.

On a également vanté la coutume qu'avaient les filles de paraître nues en public. Sans doute, il n'est pas logique de juger un fait ancien en se plaçant à notre époque, et en tenant compte de nos idées sociales ou de nos mœurs ; il est toutefois permis de croire que ces exercices, capables d'inspirer aux jeunes filles la vigueur et la force, devaient être un obstacle à la pureté des mœurs. Le meilleur argument que puissent invoquer les défenseurs d'une pareille coutume, c'est que la vertu des filles spartiates leur tenait lieu de voile.

Ce n'est seulement pas en ce point que le système de Lycurgue blessait ostensiblement la pudeur : l'obligation du mariage, sous peine d'infamie, violait impunément tous les sentiments de décence.

Sans doute, les institutions de Lycurgue ont fait des hommes vigoureux. Mais il faut tenir compte de tout : l'immersion du nouveau-né dans un bain froid et dans la neige était une garantie de vigueur pour ceux qui résistaient à toutes ces épreuves ; mais beaucoup d'enfants devaient succomber.

La décision des anciens sur le sort du nouveau-né, qu'on jetait dans un gouffre s'il était mal formé, était aussi la conséquence de ce système étroit, basé sur une politique égoïste qui faisait passer l'État avant la famille, contrairement aux sentiments les plus naturels.

L'encouragement au vol comme exercice d'adresse

n'était-il pas aussi une violation manifeste de la loi morale ?

Une pareille éducation pouvait faire des corps robustes, des soldats.

Or, l'éducation doit faire non des soldats, mais des hommes.

Encore moins pareilles institutions pouvaient-elles produire des femmes.

Athènes. — A Athènes, les enfants, dès l'âge de sept ans, étaient soumis, comme à Sparte, aux jeux des gymnases ; mais les jeunes filles ne paraissaient en public que dans les fêtes religieuses. Ici apparaissent les signes de la vie de famille.

Pour peindre d'ailleurs la famille grecque, j'analyse quelques lettres écrites à une jeune mère par Théano, femme de Pythagore. Je n'ai pu malheureusement me servir du texte ; mais, à l'aide de l'excellente traduction de M. Aimé Martin, j'ai cru trouver le langage d'une bonne philosophie. Ce n'est pas sans fruit que j'ai lu cet écrit d'une femme qui vivait plus de cinq cents ans avant l'ère chrétienne.

«J'apprends, dit-elle, que vous élevez vos enfants avec trop de délicatesse. Le devoir d'une mère n'est pas de préparer ses fils à la volupté, mais de les former à la tempérance... Vous croyez les élever, vous ne faites que les corrompre... En habituant ces jeunes corps à la délicatesse, vous les rendez incapables de résister aux plus faibles travaux, vous en faites des esprits timides et des masses inactives, des débauchés, des dissipateurs, des hommes inutiles... On m'assure que vous frémissez quand ils pleurent, que vous leur procurez la chaleur en hiver, la fraîcheur en été... Cette éducation voluptueuse ne peut produire qu'un esclave.

«... Une bonne nourrice doit consulter la prudence et non sa fantaisie, son caprice, pour présenter le sein... Il est bon de laisser dormir les enfants après qu'ils se sont nourris de lait.

»... La nature doit être votre règle; elle demande que ses besoins soient satisfaits. Elle ne veut pas de magnificence...»

Chacun sait l'heureuse influence que l'éducation, chez les Grecs, exerça sur le développement de leur esprit. C'est qu'en effet, les résultats obtenus dans les sciences ou dans les arts par des hommes faibles et maladifs, ou gâtés par une mauvaise éducation, sont généralement éloignés de ceux auxquels peuvent parvenir des hommes robustes, dont la forte constitution physique peut souvent procurer une incontestable énergie aux facultés intellectuelles.

Rome. — Les Romains, en conquérant la Grèce, importèrent chez eux les usages des vaincus. La guerre était pour eux une méditation, suivant l'expression de Montesquieu [1], la paix un exercice. — Il est regrettable que le traité de Cicéron sur l'éducation ait été perdu; nous aurions là des données que les érudits ne pourront trouver qu'après de longues et patientes recherches.

Moyen âge. — L'éducation au moyen âge rappelle les institutions grecques en même temps que les institutions romaines.

Ce fut le siècle de fer pour l'intelligence.

La flamme des bûchers était alors la dernière raison des docteurs, comme l'artillerie fut la dernière raison des rois.

Ce fut aussi, comme le dit Hufeland [2], l'époque féconde en idées neuves et extravagantes.

« Ce fut une nuit de mille ans, où le fanatisme et la superstition bannirent les notions simples et naturelles, où l'observateur oisif des couvents fut le premier à conduire à telle ou telle découverte de la chimie et de la physique, mais où il en fit plus usage pour embrouiller les notions qu'à les éclaircir, pour favoriser la superstition qu'à éclairer les doctrines. C'est cette nuit qui donna naissance, ou du moins une certaine forme à ces productions monstrueuses de l'esprit humain, à ces idées bizarres

[1] Grandeur et décadence des Romains.

[2] Hufeland; L'art de prolonger la vie humaine.

d'enchantement, de sympathie des corps, de pierre philosophale, de vertus secrètes, de chiromancie, de cabale et de médecine universelle. »

On pourrait prolonger cet historique et rechercher, en France comme à l'étranger, les différents systèmes qui successivement ont été l'objet d'une vogue de plus ou moins de durée. Une pareille étude ne serait pas en harmonie avec mon cadre; ce serait là d'ailleurs une œuvre d'érudition, travail au-dessus de notre compétence.

Toutefois, du coup d'œil d'ensemble jeté sur l'antiquité surgit une notion qu'il importe de signaler.

Chez les peuples du Midi, les exercices du corps ont toujours été chose d'institution publique, contrairement aux nations septentrionales. Pour les premiers, en effet, tout effort est une fatigue, tout travail une cause d'affaiblissement. De là cette paresse et cette inaction qu'on peut appeler congénitales ; de là aussi cette tendance aux méditations tour à tour profondes et ingénieuses, vagues ou judicieuses : c'est le pays des poètes et des métaphysiciens.

Dans les contrées septentrionales, l'homme, au contraire, combat incessamment avec le milieu qui l'entoure. Ici la nature est avare de ses trésors. Il faut lutter, résister aux éléments, se nourrir, combattre avec des voisins plus fortunés, vivant dans un climat plus fertile.

L'intervention du législateur devient complètement nulle et les lois restent muettes. Les couronnes ne sont plus nécessaires, les lauriers deviennent inutiles, les récompenses civiques sont chose superflue. La nécessité enfante le mouvement; le besoin engendre l'activité; l'homme crée son bien-être.

Artisan de sa fortune, il est fils de son œuvre. Là est sa destinée, là aussi se trouve sa gloire.

CHAPITRE III

De la dégénérescence de l'espèce humaine.— Ses rapports avec l'éducation. — La dégénérescence par le vaccin.

Si, après ce regard rétrospectif, on jette les yeux sur le temps présent, on ne tarde pas à être frappé de cette descente graduelle d'un type élevé à un type inférieur. Cette métamorphose rétrograde, ce processus régressif, a frappé l'espèce comme l'individu. Le résultat de ce travail incessant, c'est la dégradation ou plutôt la dégénérescence. MM. Charles Robin et Littré emploient le mot dégénération pour caractériser cette *déviation maladive du type primtif*, comme l'appelle M. Morel[1], le savant médecin en

[1] Morel; Traité des dégénérescences physiques, intellectuelles et morales de l'espèce humaine.

chef de l'asile de Saint-Yon, un des maîtres les plus distingués en médecine mentale.

« Cette réunion chez le même homme d'une grande énergie physique, d'une haute valeur intellectuelle et morale, caractérisent sans doute l'homme primitif qui, échappant à toute dégradation originelle ou héréditaire, fut le terrain vierge dont les impressions se retrouvèrent chez les races futures. La tradition religieuse nous montre ainsi le premier homme, et les travaux scientifiques modernes tendent à le démontrer. Telle était aussi la pensée des écoles grecques, celle qui est représentée par l'allégorie des trois âges d'or, d'argent, de fer [1]. »

L'abâtardissement des nations civilisées est encore en doute pour certains. En présence du chiffre toujours croissant des dégénérescences cérébrales chez les peuples dont la culture intellectuelle progresse, le doute n'est plus permis. Sans doute le bien-être qu'apportera plus tard aux masses l'hygiène mieux entendue, peut arrêter cette marche envahissante : «... La dégénérescence nous menace sans cese ; ce n'est que par une lutte constante que nous pouvons y échapper ; telle est la loi de la nature : *Dura lex, sed lex* [2]. » Oui, luttons, car l'ennemi est à nos portes ; luttons, et sans délai.

[1] Druillettes ; Thèse de Montpellier, 1863.

[2] Eugène Bœckel ; Diction. de médec. et de chirurgie pratiques art. *Dégénérescence*.

La génération qui va suivre devra ce bienfait à ses devanciers.

DÉGÉNÉRESCENCE PAR LE VACCIN. — S'il est établi que l'humanité s'en va, s'en va surtout par le cerveau, on peut avancer, ainsi que le faisait très-judicieusement observer M. le professeur Fonssagrives [1], que la vigueur des sociétés est singulièrement compromise par une mauvaise entente de l'éducation.

Cette question de la dégénérescence se lie étroitement à l'éducation ; elle a eu le privilége de faire naître, comme tant d'autres, les théories les plus erronées.

M. Verdier-Delisle, par exemple, ne s'est pas éloigné des limites de l'extravagance.

« L'espèce humaine dégénère, dit-il; aux puissantes races des siècles passés a succédé une génération petite, maigre, chétive, chauve, myope, dont le caractère est triste, l'imagination sèche, l'esprit pauvre. La génération actuelle est en proie à des maladies nouvelles, et nombre d'anciennes sont devenues plus fréquentes, plus meurtrières. Les facultés intellectuelles ont subi les conséquences de cette désorganisation. Il y a un mal radical que personne ne veut voir. »

[1] Cours d'hygiène de cette année de M. le professeur Fonssagrives.

Jusqu'ici on peut se trouver d'accord avec M. Delisle, et lui accorder que son tableau est ressemblant; mais la proposition suivante, à laquelle on serait loin de s'attendre, est bien de nature à exciter au moins l'étonnement :

« Remontons enfin à l'origine, poursuit l'auteur ; *la cause unique de ce désastre multiple, c'est le vaccin.* »

Cette phrase vaut l'honneur des caractères italiques. M. le professeur Anglada a magistralement réfuté cette incroyable opinion, dans une critique où les arguments sérieux n'excluent pas l'attrait piquant d'une polémique aussi fine que mordante.

Relativement « *à la constitution grêle et aux volontés énervées* » dont parle M. Verdier : « En vérité, dit M. Anglada, on croit rêver quand on lit de pareilles choses, et on ne peut s'en rendre compte que de deux manières : ou l'auteur écrit dans une île déserte, sans communication avec les humains; ou bien, s'il est témoin des prodiges enfantés par le génie de l'homme depuis peu d'années, la force de son préjugé a recouvert ses yeux d'un bandeau imperméable à l'éclat du soleil [1]. »

Mais l'auteur de la *Dégénérescence physique de l'espèce humaine* va de surprise en surprise, et il ajoute :

[1] Ch. Anglada; Lettre au rédacteur de la Revue thérapeutique du Midi, 1856.

« Plus de grands hommes, plus de grands musiciens, ils ont cédé la place à des arrangeurs. En peinture, même décadence ; le *métier* a usurpé le domaine de l'art. » M. Anglada n'a pas laissé passer ces lignes surprenantes ; et, avec l'autorité qu'on lui connaît, il répond à son étrange adversaire : « A qui fera-t-on croire que les créateurs de tant de productions originales, Schubert, Mendelsohn, Richard Wagner, Robert Schumann et bien d'autres, ne sont que d'habiles *arrangeurs* ? Osera-t-on nier le génie qui éclate dans leurs œuvres uniquement parce que leur visage n'est pas hideusement couturé par la petite vérole [1] ! »

[1] On peut appliquer aux singulières opinions de M. Verdier-Delisle le passage suivant de Casimir Delavigne :

> « En vain dans ses fureurs une ignorance altière,
> Un bandeau sur les yeux, insulte à la lumière ;
> Le fanatisme en vain contre lui déclaré,
> Environne l'erreur de son rempart sacré ;
> Où règne la raison, l'erreur est sans défense. »
>
> (*La découverte de la vaccine.*)

Ces vers semblent avoir été faits en prévision des exagérations de M. Delisle.

CHAPITRE IV

Le nouveau-né. — Le maillot. — L'asphyxie. — L'apoplexie. — Première sortie du nouveau-né.

Le terme de l'accouchement a marqué pour la femme une ère nouvelle, car ici vont commencer les devoirs futurs de la maternité. A cette vie d'irresponsabilité succède pour elle l'œuvre immense de l'avenir qu'elle tient désormais dans ses mains.

Œuvre de l'avenir, car les destins d'une société proviennent bien souvent d'un progrès accompli par un homme ; et cet homme, quelle mère, dans son légitime orgueil, ne peut espérer lui avoir donné le jour?

Dès l'instant où ce terme si attendu arrive, dès l'instant où l'enfant a brisé les liens organiques qui l'unissaient à la mère, les devoirs de celle-ci commencent. La tendance future de l'enfant va désormais se traduire par une marche incessante vers l'indépendance fonctionnelle et l'individualité vitale.

Mais si des liens matériels ont été brisés, il est une chaîne morale qui relie plus fortement encore l'enfant à la mère : faible maintenant, cet être qui plus tard se proclamera audacieusement le roi de l'univers, se rattache par sa faiblesse même à celle qui vient de lui donner le jour. Impuissant aujourd'hui, demain sa haute intelligence semblera tenir de la divinité.

Alors naissent aussi les premiers transports de la tendresse maternelle, sentiment divin déposé en germe par le Créateur dans le cœur de la femme. C'est, en effet, après l'évolution de cette grande et mystérieuse métamorphose que se révèle la mission conservatrice de la mère, rôle sacré, rôle sublime et providentiel que va jouer maintenant la puissance créatrice.

En ce moment s'établissent pour le nouvel être des fonctions jusqu'ici étrangères pour lui.

L'air, la lumière, la chaleur, l'abri, la nourriture, vont être ses besoins, besoins impérieux n'ayant pour langage que des vagissements, véritable mélopée pour la mère, douce compensation à cette vie de dévouement qui va commencer.

Mais avant d'élever l'enfant qui va grandir, avant de former, d'orner son esprit et son cœur, il faut songer à ces besions exclusivement matériels que réclame le nouveau-né.

Le nouveau-né. — En attendant de procéder à l'emmaillottage de l'enfant, une toilette plus minutieuse va être faite, c'est son nettoyage, au niveau surtout des plis des membres, à la tête et au cou.

Il faut se garder de frotter trop fort avec le linge dont on se sert pour essuyer. Il est préférable de délayer le produit de sécrétion, aux endroits surtout où il adhère, soit avec du beurre frais, soit avec de l'huile. On peut également employer la graisse ; d'habitude on se sert d'un jaune d'œuf.

L'enduit une fois détaché, il faut recommander l'emploi d'une éponge fine plongée dans l'eau vineuse tiède avec laquelle on lave le corps de l'enfant.

Dans certains pays, on le plonge entièrement dans l'eau froide. Certaines matrones croient ainsi fortifier l'enfant par cette manœuvre.

C'est un usage qu'il faut blâmer, je crois, car il peut, avec des enfants délicats, offrir de sérieux dangers. Si je proscris, à cette époque, les bains froids, ce n'est pas à dire que je m'oppose à cette pratique par la suite. En parlant plus tard de cette question, j'essayerai, au contraire, de faire voir tout le bon résultat qu'on peut obtenir de l'hydrothérapie chez l'enfant, chez la petite fille surtout.

Maillot. — Les langes sont là. La layette, depuis longtemps préparée, attend le petit être. Alors se présente la question du maillot ; grosse question dont les moindres détails peuvent avoir de l'importance.

Faut-il faire la toilette à la *mode anglaise*, c'est-à-dire laisser l'enfant dégagé de tout enveloppement inférieur ? On place, dans ce cas, autour des reins, un lange de toile dont les pointes viennent croiser en avant ; le reste de l'habillement comporte une robe décolletée, à manches courtes, et des bas qui enferment les jambes. Ce procédé a l'inconvénient de laisser les membres et le cou trop exposés à l'action du froid.

Veut-on, au contraire, adopter le maillot moderne, on habillera l'enfant d'une chemisette et d'une brassière de laine ; les parties inférieures seront enveloppées de deux langes de toile et d'un de laine ; on devra placer un petit fichu au cou et avoir des bonnets de toile pour la tête.

Chaque pays, chaque famille, chaque garde-malade peuvent, à cet égard, procéder à leur goût ; et j'estime qu'il serait oiseux d'entrer ici dans le développement de toutes les méthodes d'emmaillottage.

Que l'enfant soit libre de ses mouvements, que les pièces de linge soient souples et conservent une température suffisante, je n'ai qu'un médiocre souci de leur forme ou de leur nature, ainsi que de leur mode d'arrangement. — On évitera, bien entendu, cependant une chaleur trop considérable qui, produisant une transpiration abondante, serait une cause de faiblesse.

Quel que soit le procédé mis en usage, il faut surveiller de temps en temps le maillot. Souillé par le contact des matières excrémentitielles, il peut y avoir là une cause qui produirait des excoriations.

Il est une dernière recommandation, et dont on ne tenait pas suffisamment compte autrefois ; je veux parler de la constriction trop énergique. Les langes démesurément serrés, indépendamment de la gêne occasionnée dans la circulation, peuvent produire de fâcheuses déformations. Les deux jambes rapprochées l'une de l'autre laissent entre elles un intervalle compris entre les malléoles et la partie supérieure du tibia. Cet intervalle, un serrement trop fort peut l'amoindrir ou le supprimer ; de là, des malformations qu'on aurait à regretter plus tard.

Asphyxie. —Parmi les accidents du nouveau-né, l'asphyxie est un des plus fréquents en même temps qu'il est des plus graves. — L'enfant, dans ce cas, ne peut ni crier, ni respirer. Il faut alors se hâter d'enlever les mucosités qui peuvent remplir la bouche. Des frictions répétées sur les tempes, sur le front, au pourtour du nez, devront être faites avec les doigts trempés dans l'alcool ou l'eau de Cologne. Je dis que les frictions doivent être prolongées. Il ne faut pas, en effet, se décourager dès les premiers moments. Par ces divers moyens, joints à une température convenable de l'appartement, des enfants abandonnés depuis plusieurs heures ont pu être rendus à la vie, tandis qu'on les croyait morts.

Quand tous ces moyens ont échoué, il faut recourir à l'insufflation. Sans entrer ici dans le détail des appareils imaginés pour l'introduction de l'air dans les voies respiratoires, ce qui serait sortir de mon sujet, je me contenterai d'une simple remarque. Comme on n'a pas toujours à sa disposition un tube laryngien de Chaussier, de Leroy ou de Béclard, le meilleur est d'en improviser un, car il faut agir sur-le-champ. Dans ces cas, une canule de sonde, un tuyau de plume, introduits dans la bouche ou les narines, peuvent remplir l'indication.

J'ai assisté il y a peu de temps, en ville, à un accouchement laborieux qui a nécessité la version. Cette manœuvre jointe à la longueur du travail avait empêché le sang d'arriver aux poumons et au cerveau, l'asphyxie était imminente ; comme on n'avait pas de tube sous la main, il fut conseillé à la garde-malade d'appliquer directement sa bouche sur les voies aérifères de l'enfant, chez lequel, peu de temps après, se montrèrent les battements du cœur.

Apoplexie. — Au nombre des accidents qui peuvent encore survenir au moment de la naissance, je ne citerai que l'état apoplectique. Dans ce cas, les organes sont congestionnés, la peau prend une teinte livide et bleuâtre, particulièrement à la face.

C'est surtout chez les enfants vigoureux, à la suite des accouchements difficiles, qu'on rencontre cet accident.—Un enfant qui est né il y a quelques jours à la clinique d'accouchements, et qui pesait 3 500 gr., a offert un exemple remarquable d'apoplexie. Le cou, serré par des anses du cordon, avait été le siége d'une forte compression au niveau des veines jugulaires. L'interne de service se hâta de défaire les circulaires, l'enfant ne respirait encore pas. On le plongea rapidement alors dans un bain alternativement froid et chaud. En l'exposant un instant à la croisée ouverte, pendant qu'on lui assénait des tapes répétées sur le corps, la teinte bleuâtre prit insensiblement une nuance purpurine, qui fit bientôt place à une coloration franchement rosée.

Dans les cas d'apoplexie, une pratique utile, recommandée par un grand nombre d'accoucheurs, consiste à ne pas se hâter de pratiquer la ligature. Certains recommandent, au contraire, de faire à plusieurs reprises une nouvelle section du cordon, pour donner, à chaque coup de ciseaux, une plus large issue au sang.

Première sortie du nouveau-né. — Ici se présente une grave question : je veux parler de la première sortie du nouveau-né. — L'enfant, surtout quand il est d'une complexion délicate, ne devrait pas sortir avant la chute du cordon. Cette limite devrait être au moins de dix jours, pendant la saison du froid. Enfreindre cette règle, n'est-ce pas vouloir s'exposer à augmenter l'effrayante mortalité de ces chers petits êtres; n'y a-t-il pas là aussi une question humanitaire de la plus haute importance? —La sortie pour la déclaration à la mairie, la visite à l'église pour y recevoir le baptême, peuvent être des questions de vie ou de mort.

Ces dangers sont connus, et depuis longtemps déjà. En vain cependant des médecins courageux, zélés, consciencieux, l'ont répété pendant de longues années; la société n'en a pas moins poursuivi pendant des siècles son chemin dans l'ornière de la routine.

En présence de ces pratiques si préjudiciables aux familles, aux intérêts généraux de l'humanité, on aurait pu s'attendre à voir la société prendre elle-même des mesures efficaces, puisque les particuliers sont, ici comme en tout, impuissants à se délivrer du joug de l'habitude. L'initiative, il est vrai, n'a jamais été l'apanage de notre esprit national.

Aussi ne saurait-on trop louer l'Autorité des mesures nouvelles qu'elle vient d'adopter. Le service de la constatation des naissances à domicile sera, il faut l'espérer, organisé bientôt partout, comme il l'est déjà dans quelques villes. C'est un progrès qui épargnera bien des homicides malheureusement si fréquents dans les premiers jours de la vie.

Les observations de M. Villermé montrent, en effet, cette vérité par des chiffres, en même temps qu'elles constatent un nombre plus considérable de décès dans le Nord que dans nos contrées méridionales, chez les enfants en bas-âge. Ici même, dans nos pays, la mortalité est bien plus considérable en hiver qu'en été.

Il serait à désirer que dans toutes les communes le service de la vérification des naissances fût organisé. Pourquoi, dans le cas contraire, le médecin de la famille, l'accoucheur ou la sage-femme ne seraient-ils pas en droit de faire cette constatation? Le mode de vérification ne pourrait-il pas être facultatif et laissé à l'appréciation des familles ?

Sans doute il existe des communes où l'officier de l'état civil, comme les curés dans certaines paroisses, dispensent le nouveau-né de cette sortie prématurée. Mais, comme le fait remarquer M. Bouchut [1], ces constatations à domicile accordées par le maire, l'administration du baptême autorisée par l'évêque, sont des faveurs accordées à un petit nombre. Ces privilèges sont dus à la fortune, à la position élevée ou à l'amitié.

Pourquoi ?

La vie du prolétaire et du travailleur n'est-elle pas aussi digne de sollicitude que la vie de l'enfant né dans l'opulence ?

[1] Bouchut; Hygiène de la première enfance

L'ère du trop long règne des priviléges a heureusement fini. Ce qui, dans les siècles précédents, fut le prix de la force brutale ou du servilisme, est aujourd'hui le domaine de tous.

S'il existe des faveurs, le travail, l'intelligence et la vertu doivent exclusivement en être dignes. C'est en vain d'ailleurs qu'on voudrait lutter contre cette force du droit. Le grand courant des principes égalitaires, qui prend sa source à 89, entraînerait malgré nous, dans sa marche incessante, les pensées diverses et les créations multiples de l'activité humaine. Dans certains cas le torrent déborde : en vain lui opposerait-on des digues, elles seraient infailliblement brisées par le flot.

Ces réflexions, qui montrent toute l'influence des questions d'hygiène générale, tracent aussi le rôle du médecin. C'est à lui qu'est dévolue la mission de porter la lumière sur les faits d'intérêt public. Et chacun de nous, dans la limite de ses forces, doit élever la voix au nom de la science et de l'humanité, quand il voit l'importance de la première mal comprise, et qu'il juge menacés les intérêts de la seconde.

CHAPITRE V

Allaitement maternel. — Régime de la mère. — Son état moral. — L'éducation par la mère. — Allaitement maternel dans l'antiquité. — Sevrage.

Allaitement maternel. — L'allaitement, l'allaitement maternel surtout, est une question tellement considérable qu'une simple étude bibliographique sur un pareil sujet nécessiterait des volumes ; c'est dire que les médecins de toutes les époques en ont compris l'importance.

La femme qui a conçu n'a fait que répondre à un vœu de la nature, dont l'accouchement n'est que la conséquence. Mais après ce grand acte, un devoir immense lui reste encore à remplir : il faut qu'elle nourrisse son enfant. La femme, suivant l'heureuse expression d'un empereur philosophe [1], est moitié mère pour enfanter, et moitié pour la nourriture de son fruit. « Elle ne devra être appelée *mère entière*, qu'à la condition de nourrir de ses propres mamelles l'enfant qu'elle a mis au monde. »

L'éducation de l'enfant par la mère commence

[1] Marc-Aurèle.

donc à l'instant même où il saisit le mamelon de celle dont il tient l'existence.

Pour arriver à prendre le sein, l'enfant a besoin d'une sorte d'étude ; et si l'on veut qu'il exerce convenablement la succion, la manière de le placer n'est pas indifférente.

« Si l'enfant échappait le mamelon et le laissait passer sous la langue, la mère devrait lui introduire un doigt dans la bouche et rétablir le mamelon dans une situation convenable [1]. »

La nécessité de l'allaitement maternel ressort des conditions anatomiques et physiologiques du nouveau-né. L'état des voies digestives, celui de la bouche, de la langue, des mâchoires, des dents, montre l'utilité d'une alimentation spéciale par le lait.

L'utérus, qui a été le siége d'un afflux sanguin, se dégorge par l'écoulement des lochies, écoulement d'abord sanguinolent, puis muqueux. L'irritation, à partir de la conception, se porte sur les seins et dégorge la matrice : une coloration pigmentaire particulière de l'aréole et du mamelon se produit, puis arrive la secrétion du *colostrum*, liquide transparent, véritable purgatif physiologique, acide, riche en sucre de lait, qui excite les surfaces intestinales mieux que tous les autres purgatifs, et parfaitement

[1] Richard (de Nancy) ; Traité sur l'éducation physique.

approprié à l'état du nouveau-né, qu'il débarrasse du *méconium*, substance épaissie, visqueuse et verdâtre, qui tapisse la muqueuse de l'intestin.

Le peuple, dans son langage imagé, pour faire ressortir l'importance de l'allaitement maternel comme résultat de l'évolution normale d'un acte physiologique, a mis sur le compte du *lait répandu* toutes les maladies résultant de cette perturbation fonctionnelle.

On comprend combien il importe de donner à téter, pour profiter du *colostrum*, avant que la fièvre de lait se déclare.

Cette fièvre, qui se produit trente-six, quarante-huit ou soixante heures après l'accouchement, est réellement *jugée* par la *montée* du liquide nutritif.

Tout le monde sait que le lait devient de plus en plus nourrissant; c'est dire que l'enfant nourri par sa mère trouvera là une alimentation constamment en harmonie avec les besoins toujours croissants de sa nutrition.

L'analogie du sang et du lait, relativement à leur composition chimique, serait une preuve nouvelle que l'enfant ne peut être mieux entretenu et développé que par sa mère.

Indépendamment de ces conditions physiologiques, il en est d'autres, je l'ai déjà dit, d'un ordre purement moral, qui imposent l'obligation de l'allaitement maternel. La satisfaction de la mère est un sentiment qui doit entrer en ligne de compte. Il n'y a, il faut le reconnaître, de plaisir véritable qui ne soit mélangé de peines et d'embarras. Rousseau avait bien compris tous ces soins infinis, quand il écrivait : « La sollicitude maternelle ne se supplée point. » N'est-ce pas là, en effet, que se trouve le point de départ de l'amour filial? N'est-ce pas là aussi que se trouvent les premiers jalons de l'éducation morale?

Je ne veux pas insister sur la conduite de l'allaitement. La mère devra lotionner le sein avant de le donner à l'enfant, afin de le débarrasser de la matière sébacée. En attendant, le nourisson prendra quelques cuillerées d'eau sucrée. On devra éviter qu'il ne s'endorme au sein et sur les genoux de la mère. Celle-ci, dans les premiers jours, donnera à téter en se tenant allongée sur un côté, pour ne pas empêcher l'utérus de reprendre sa place. Il convient de présenter alternativement les deux seins dans le même repas, afin d'éviter l'engorgement de celui qui nefonctionnerait pas. La mère intelligente distinguera toujours les cris de la faim de ceux qui ne le sont pas. Les premiers s'accompagnent d'une agitation particulière des membres supérieurs; l'enfant tourne la tête de tous côtés, ouvre la bouche pour saisir le sein.

L'influence des règles, de la grossesse, des rapports conjugaux sur l'allaitement, a été grandement exagérée ; ce sont des accidents physiologiques dont le développement ne peut trouver place dans ce travail.

L'effet des troubles pathologiques est autrement important. Le tableau suivant, de MM. Vernois et Becquerel, que j'emprunte à l'excellent travail de mon ami le docteur Blain [1], indique les modifications quantitatives des différentes substances qui entrent dans la composition du lait :

	Lait normal.	Affect. aiguës.	Affect. chron.
Eau..............	889,08	884,91	885,50
Parties solides.......	110,92	115,09	114,50
Sucre...............	43,64	33,10	43,37
Caséum et mat. extract.	39,24	50,40	37,06
Beurre............	26,66	29,86	32,57
Sels...............	1,38	1,73	1,50

Un trait caractéristique des maladies aigües, c'est la diminution de la sécrétion du lait.

L'*époque* à laquelle il faut donner le sein pour la première fois doit être, je l'ai dit, aussi rapprochée que possible. La mère ne doit pas attendre la fièvre de lait ; il faut prendre l'enfant dès qu'elle sera reposée des fatigues de l'accouchement. Ce temps peut varier entre deux et huit heures, suivant la longueur et la fatigue de l'acte parturitif.

Les intervalles que la mère établit dans l'allaitement (toutes les heures et demie le jour, et trois

[1] Thèse de Montpellier, 1868.

fois la nuit) apprennent à l'enfant, qui veut constamment chercher le sein de sa nourrice, que son caprice ne sera pas toujours obéi; ce caprice épuiserait d'ailleurs la mère, sans aucun avantage pour l'enfant. Celui-ci, dans un allaitement trop répété, prend à peine quelques gorgées de lait et laisse dans le sein la partie la plus nutritive, la crême.

La mère évitera également de cette façon ces gerçures interminables du sein, qui, la plupart du temps, proviennent de l'irritation qu'une succion trop fréquente produit sur l'organe mammaire.

Les gerçures du sein sont une cause d'embarras pour beaucoup de jeunes praticiens et même pour des médecins expérimentés. — Obtenir la cicatrisation ne serait pas une grande difficulté ; mais il faut ici un moyen à la fois inoffensif pour l'enfant et utile pour la mère.

La teinture de benjoin, préconisée par mon excellent maître, M. Bourdel, a rendu dans ses mains, depuis plus de vingt ans, de très-nombreux services.

M. le professeur Bouchardat a fait un long extrait du mémoire de M. Bourdel pour son *Manuel de matière médicale*. Aujourd'hui, on se sert vulgairement à Montpellier, comme dans tout le département de l'Hérault, de la mixture de M. le Dr Bourdel. Ce maître a résumé de la manière suivante l'action de la teinture de benjoin :

« Elle est complétement inoffensive pour le nourrisson ;

« Elle permet de mettre l'enfant au sein, même immédiatement après son application sur le mamelon ;

« Elle permet de dégager habituellement la glande mammaire du lait qu'elle sécrète, lequel, en s'accumulant, ne manquerait pas de donner lieu à des accidents fâcheux qu'il importe de prévenir [1]. »

La mère doit donc savoir résister aux cris de son nourrisson. C'est ainsi qu'il apprend bientôt leur inutilité. Cette résistance constante qu'on oppose à ses gémissements finit par lui donner conscience qu'il n'est pas le maître; sa volonté arrive à se plier, et il devient plus docile.

Ces remarques doivent être surtout observées quand les selles sont fréquentes, deviennent diarrhéiques et verdâtres. C'est un signe que l'enfant tète trop souvent.

Le régime de la mère doit être doux et tonique. On doit en exclure les aliments épicés et prescrire le vin généreux. Elle devra rester au moins deux heures après le repas sans donner le sein. Il est, en effet, démontré que le lait n'est suffisamment réparé qu'après la digestion. Loin de vouloir m'étendre sur l'allaitement maternel, je me bornerai à faire valoir le résultat des chiffres.

[1] Bourdel; Mémoires pratiques, pag. 120.

Ici encore, la statistique prouve les dangers auxquels on s'expose en confiant les enfants aux nourrices mercenaires : c'est qu'on ne peut impunément se soustraire aux lois de la nature. Les maladies des organes génitaux sont d'ailleurs bien plus fréquentes chez les femmes des classes riches, où la rareté de l'allaitement va toujours en croissant.

Il y a une dérivation forcée. Beaucoup de leucorrhées et grand nombre de maladies utérines sont la conséquence de l'oubli de ces préceptes.

Alimentation. — A l'allaitement il faut joindre d'autres aliments. L'époque à laquelle il convient de recourir à l'alimentation mixte, différemment fixée par les auteurs, varie entre le quatrième et le cinquième mois. Il est difficile d'établir une règle absolue, applicable à tous les cas ; mais j'estime qu'il est généralement bon d'attendre jusqu'au sixième mois.

Vers le quatrième, M. Bouchut ordonne une croûte de pain à sucer, et un peu d'eau rougie et sucrée à boire.

Les bouillies ont été accusées de mille sévices. Les farines, il est vrai, ne sont pas toutes convenables. La farine de froment mêlée avec le lait constitue, pour l'enfant, une excellente nourriture. Plus tard, quand il grandit, les bouillies et les soupes doivent faire la base de son alimentation. Les enfants, naturellement voraces, ne savent pas mâcher;

c'est donc un avantage qu'ils trouvent dans un semblable régime. Ce régime est aussi un excellent régulateur; les enfants mangent moins avec des bouillies qu'avec des mets épicés, avec lesquels leurs repas ne peuvent être réglés, car ces mets excitent l'appétit du palais, non celui de l'estomac. «Un aliment préférable est la panade faite avec la mie de pain, préparée pour les enfants très-jeunes avec de l'eau et du sucre, et avec du bouillon pour ceux qui ont besoin d'être plus nourris. A mesure que l'enfant grandit, on lui laisse sucer des morceaux de viande blanche, des os de poulet. On emploie dans ses potages le vermicel, la semoule, le riz, les diverses fécules. On accoutume ainsi d'une manière lente son estomac à un régime varié [1].»

Vers le sixième mois, les bouillies doivent être claires. Puis on arrive aux potages au lait et au bouillon. Les aliments d'une digestion plus difficile ne conviennent qu'au moment où l'enfant passe de la vie de la mamelle à la vie indépendante.

État moral de la mère. — L'état moral de la mère est très-important, aussi bien pour son influence sur la sécrétion du lait que pour les propriétés de ce liquide. «Elle doit chercher à acquérir le calme et le

[1] Richard (de Nancy), *loc. cit.*, pag. 125.

sang-froid nécessaires à la direction d'une bonne éducation[1].»

Une bonne nourrice, a dit M. le professeur Fonssagrives[2], ne devrait pas avoir de système nerveux.

Les exemples de convulsions produites chez les enfants, après avoir sucé le sein d'une nourrice soumise à une trop forte émotion ou à une grande frayeur, ne sont pas rares. Le médecin doit donc chercher à faire triompher le raisonnement de la mère sur son cœur.

Ce n'est pas là, bien souvent, que se trouve le côté le plus facile de notre tâche.

Car l'amour maternel, quelle que soit son étendue, ne suffit pas toujours. L'importance des connaissances élémentaires de l'hygiène, chez les mères de famille appartenant aux classes aisées, importance sur laquelle a justement insisté M. le professeur Fonssagrives dans son cours du premier semestre 1869, trouve ici sa démonstration. C'est en s'éclairant qu'elles détruiront la routine et se mettront en garde contre les dangers de tout genre, comme les tendances séduisantes et envahissantes de la mode. Pour ne citer qu'un exemple, l'importance croissante des médecins homœopathes, dans certains départements du Midi, comme ceux de Vaucluse et des Bouches-du-Rhône, n'est due qu'à l'influence des femmes.

[1] Bouchut ; *loc. cit.*

[2] Leçons orales.

Allaitement maternel dans l'antiquité.— Il est curieux d'étudier dans l'histoire, depuis le peuple hébreu jusqu'à nos jours, l'importance attachée à l'allaitement maternel. Rebecca, disent les historiens sacrés, eut une nourrice, mais c'est le seul exemple qu'on cite alors d'un allaitement mercenaire.

Homère nous montre Andromaque nourrissant Astyanax et Pénélope allaitant Télémaque.

Demosthènes [1] raconte l'histoire d'une femme traduite devant les tribunaux pour s'être louée comme nourrice.

A Sparte, c'était une règle qui souffrait de très-rares exceptions.

Juvénal rapporte que les nourrices chez les dames romaines n'étaient que chargées du soin des enfants [2].

Chez les Gaulois, chaque mère nourrissait ses enfants [3].

Par une gradation insensible, les nourrices mercenaires remplacèrent l'allaitement par la mère. Dans un langage élevé, bien que son style soit parfois altéré par une emphase boursouflée, Rousseau s'est élevé contre l'abandon des enfants par les mères. Les

[1] Harangue IX.

[2] *Gratum est quod patriæ civem populoque dedisti,*
Si facis ut patriæ sit idoneus, utilis agris,
Utilis bellorum, et pacis, rebus agendis.

[3] *Sua quemque mater uberibus alit, nec ancillis ac nutricibus delegantur.* (Tacite, ch. 18 et 20.)

foudres de sa rhétorique déclamatoire n'ont pas été sans influence sur les mœurs de ses contemporains; son éloquence, il faut le reconnaître, a exercé une très-salutaire influence sur cette coutume meurtrière.

L'allaitement maternel semble avoir toujours existé en Georgie et en Circassie; et, au dire de Strabon, qui paraît avoir les grandes qualités de l'observateur : « nulle part les hommes n'étaient aussi grands ni aussi beaux, et les femmes étaient les plus charmantes de toutes les femmes[1]. »

Ce que nous pouvons constater aujourd'hui rend pleinement justice, je crois, à la remarque de Strabon.

Enfin, Désormeaux dit à son tour : « Le lait de la mère est certainement la nourriture qui convient le mieux à l'enfant, c'est celle que la nature lui a destinée. Aussi voyons-nous souvent des femmes dont le lait est d'une médiocre qualité, faire de leurs enfants de très-beaux élèves, et n'en faire que de fort chétifs des enfants étrangers qu'on leur confie d'après la bonne apparence de leurs nourrissons[2]. »

Raulin[3] affirme qu'à Londres, sur 100 enfants-trouvés confiés à des nourrices, il n'en reste que 42 à la fin de la seconde année.

M. Leroy[4] a écrit un livre qui est loin d'être à la

[1] Art. *Allaitement* de l'*Encyclopédie méthodique*.

[2] Art. *Allaitement* du *Dictionnaire* en 30 vol.

[3] De la conservation des enfants, tom. II, pag. 269.

[4] Médecine maternelle.

portée de celles à qui l'ouvrage est adressé, et dans lequel l'exagération est poussée jusqu'à ses limites extrêmes.

Au dire de cet auteur, l'enfant serait une machine dont on réforme les ressorts avec la plus grande facilité. Il est plus facile, d'après lui, de remédier aux maladies des enfants qu'à celles des adultes, et leurs causes de maladies sont, dit-il, moins nombreuses.

Sans doute une éducation bien dirigée peut produire des effets considérables, de même qu'une médecine rationnelle fournira d'importants résultats. M. Leroy, qui fut professeur avant d'être médecin, ne devrait pas l'ignorer; mais on peut conclure, contrairement à son avis, qu'il est impossible d'en arriver à reconstruire l'enfant sur un nouveau modèle. La mortalité, plus grande pendant les premiers âges qu'à une période avancée, se trouve encore malheureusement supérieure à ce qu'elle devrait être.

Cette importance de la médecine et de l'éducation, exagérée dans l'ouvrage dont je viens de parler, avait été mieux comprise par Descartes.

« L'esprit, dit ce philosophe, dépend tellement du tempérament et de la disposition des organes du corps, que s'il est des moyens de rendre les hommes plus sages et plus spirituels qu'ils ne l'ont été jusqu'à ce jour, je crois que c'est dans la médecine qu'il faut les chercher[1]. »

[1] *Method. dissert.*, VI, § II.

Sevrage. — Le sevrage d'un enfant consiste dans le changement de son alimentation, et l'adoption du régime qu'il doit continuer pendant toute sa vie.

Il peut être naturel, anticipé ou prolongé. Désormeaux, avec un certain nombre d'autres accoucheurs, considère comme un véritable sevrage anticipé le mode d'alimentation que l'on a appelé allaitement artificiel, nourriture au biberon.

Époque. — Elle doit être fixée à l'âge de 12 à 18 mois. Ici encore, rien d'absolu. Il faut, dans tous les cas, préparer de longue main l'enfant à la privation du sein. Le moment où apparaissent les premières dents s'accompagne toujours d'une salivation abondante. C'est là un indice que le corps s'organise pour une alimentation plus substantielle que le lait. Alors seulement il y a opportunité à soumettre l'enfant à son nouveau régime.

Manière d'opérer le sevrage. — On fait la première tentative en refusant le sein pendant la nuit. Bientôt on ne le donne que deux fois par jour, puis on en prive l'enfant pendant un jour ou deux. Les moments de repos qui existent dans la sortie des dents paraissent à M. Bouchut une époque propice pour faire des tentatives.

L'allaitement n'est définitivement supprimé qu'après la sortie des dents canines.

La plupart des enfants, après quelques cris, il est vrai, renoncent au sein de leur mère ; d'autres s'y attachent obstinément. On a conseillé alors d'entourer le mamelon d'une solution amère (sulfate de quinine, gentiane, aloès).

J'ai dit que l'époque naturelle du sevrage de l'enfant (placé, pour cet acte, dans les mêmes conditions que les autres mammifères, comme d'ailleurs pour tous les actes qui ne sont pas du ressort de son intelligence) est celle où sa première dentition est achevée. « Mais dans le mode d'exécution de nos fonctions, il n'est rien d'absolu : elles peuvent errer, si je puis m'exprimer ainsi, entre de certaines limites, sans que notre existence en soit compromise, mais non sans que nous éprouvions quelque souffrance, sans que nous courrions quelques risques, quand elles s'éloignent notablement du point que l'on doit regarder comme normal[1]. »

Les froids rigoureux et les chaleurs de l'été conviennent peu aux modifications que l'estomac reçoit d'un changement de nourriture. On choisit de préférence le printemps ou l'autonne pour sevrer l'enfant.

Dangers.— Un sevrage trop brusque peut en provoquer, aussi bien chez la mère que chez l'enfant. Pour la mère, l'excitation du sein étant moins fré-

[1] Désormeaux ; Art. *Sevrage* du *Dict. de méd.* en 30 vol.

quente, il en résulte que le lait, au lieu de tarir dans sa source, engorge les mamelles et ne disparaît que par un traitement consistant en sudorifiques, en diurétiques et même en purgatifs. Pour l'enfant, les dangers sont non moins sérieux : il languit. La douleur de se voir séparé de sa mère suffit pour produire cet état. Les voies digestives s'irritent d'un régime brusquement changé et inaccoutumé. Cette double affection des facultés morales et des voies gastriques peut le conduire à des maladies graves des organes du ventre.

D'autres inconvénients peuvent aussi résulter d'un allaitement trop longtemps prolongé. L'enfant, au lieu de se fortifier, subit un temps d'arrêt dans son travail d'ossification. Il en résulte un gonflement des extrémités osseuses. Les jambes se courbent par défaut de solidité dans le squelette. Comme conséquence intime, il arrive que l'état de première enfance se prolonge d'une façon anormale.

Alimentation du sevrage. — Elle a toujours été considérée par les auteurs comme une opération délicate, difficile à conduire. Au point de vue de la régularité future des formes, l'enfant trouve là une véritable pierre d'achoppement. Ici, comme en bien d'autres occasions, la conduite du médecin prudent et sage consiste à suivre la nature : *Natura in operationibus suis non facit saltum*[1].

[1] On chercherait en vain cet apopthegme dans Leibnitz et dans

C'est surtout avec les enfants rachitiques que l'opération est délicate. Il ne faut pas hésiter dans ce cas à revenir au lait. Les enfants, après cinq et six mois, s'habituent très-bien à reprendre le sein. On peut aussi leur donner du lait de jument ou d'ânesse s'ils sont encore jeunes. — Dans un âge plus avancé, il faudrait recourir à un lait plus riche en matières grasses et en caséum.

Le rachitisme dans le jeune âge est aussi commun qu'il est insidieux. Il ne s'accuse souvent que par un trait; c'est un rachitisme partiel. Ce sont là des circonstances qui imposent au médecin la plus grande vigilance et qui exigent de sa part beaucoup de sagacité. Il est peu d'individus qui n'aient eu huit ou quinze jours de rachitisme dans leur vie.

Cette fréquence considérable n'avait pas échappé au génie observateur d'Hufeland, qui avait poussé l'exagération jusqu'à prescrire le lait pendant les dix premières années.

Le lait doit être remplacé peu à peu par du pain, de l'eau rougie et sucrée, des bouillies féculentes, des infusions de café de glands doux, des potages maigres et gras; peu à peu on donnera de petits morceaux de viande à sucer, jusqu'au jour où le lait sera définitivement supprimé. Le régime dès ce mo-

Linné, auxquels on l'a successivement attribué. — Cet axiome latin est cité dans un discours d'un auteur inconnu, imprimé en 1613.

ment sera simple, sans mets épicés. L'enfant devra faire plusieurs repas par jour. On lui donnera d'abord du pain avec des gelées de fruit. On le privera de tout ce qui est indigeste, notamment des pâtisseries et des gâteaux.

C'est encore un écueil devant lequel nos conseils viendront se briser bien des fois.

CHAPITRE VI

La première enfance. — Exercices. — Promenades. — Hydrothérapie. — Rôle de la mère. — Enfants abandonnés.

Exercices. — On peut commencer à régler les exercices dès l'âge de six mois. C'est bien à tort qu'on se plaît, dans certains pays, à multiplier les inventions destinées à éviter les mouvements et la fatigue à l'enfant. Il faut au contraire proscrire les différents appareils, qui sont plutôt propres à éloigner du but qu'à l'atteindre.

Pour faire grandir l'enfant, le fortifier et le faire marcher de bonne heure, on peut le porter sur les bras jusqu'à six mois. Il est de règle, en gymnastique, de ne jamais exercer une partie du corps sans exercer son homologue. Pour s'y conformer, on fera reposer l'enfant tantôt à droite, tantôt à gauche.

A six mois, l'enfant sera placé de temps en temps

sur un matelas; puis, prenant ses membres avec douceur, on devra les fléchir et les étendre alternativement, ou le coucher sur un côté pour le forcer à se retourner.

Vers un an, on le couchera sur le ventre, puis sur le dos, et, en l'aidant un peu, il faudra l'exercer à se mettre sur les genoux. On le laissera peu à peu livré à lui-même sur un tapis, en ayant soin de placer tout autour de l'appartement de petits siéges qui lui serviront de points d'appui. Débarrassé des dangereuses brassières à l'extrémité desquelles on le conduit ou plutôt on le suspend, l'enfant, ne se reposant plus sur les autres, fera des efforts par lui-même et se mettra bientôt à marcher. — Il va sans dire que ces différents exercices devront être exécutés en plein air, chaque fois que le temps le permettra.

Habitudes. — Il est un point sur lequel on ne saurait trop insister auprès des mères et des personnes chargées du soin des enfants; je veux parler de l'importance des bonnes habitudes et du danger des mauvaises. Ainsi, par exemple, une habitude vicieuse comme la flexion exagérée de la tête, enlève leur force aux muscles de la nuque. D'autres fois ces attitudes vicieuses peuvent avoir des inconvénients pour le jeu de certaines fonctions. Ainsi, le rétrécissement de la cage thoracique sera une cause de gêne pour la respiration. — C'est par des mouvements volontaires ayant de l'attrait pour les enfants, qu'il faut remédier à ces accidents, car toute la gymnastique doit les amuser ; léurs jeux doivent toujours avoir l'attrait du plaisir.

Il en est de même pour l'habitude relative au sommeil. Il est bon de ne pas accoutumer l'enfant à dormir sur les genoux de la mère. Voyant qu'on lui obéit toujours, il ne tardera pas à rendre esclaves ceux qui doivent être ses maîtres.

Je puis en dire autant de la peur. Ce sentiment réside tout dans la crainte de l'inconnu. Chacun se rappelle cette admirable page de Rousseau dans laquelle Émile a peur de l'obscurité. « Je le prends alors par la main, dit Rousseau, que je cite de souvenir, et, riant le premier de sa frayeur, je ne tarde pas à dissiper ses sentiments de crainte. »

Promenades. — Les promenades sont une partie nécessaire et indispensable de l'éducation. Ce sont de véritables douches aériennes qui excitent les fonctions de la peau et favorisent la respiration. Une bonne alimentation ne saurait remplacer l'air.

L'enfant a besoin d'air, de lumière, de soleil. Il faut l'endurcir et l'habituer à toutes les températures. L'enfant des villes ne peut se contenter de la promenade dans les rues ; une trop grande variété des objets provoque une suractivité intellectuelle quelquefois nuisible. De plus, l'air a déjà été respiré. Il faut des lieux plantés d'arbres, ou mieux encore quelques heures en pleine campagne.

Par suite d'une tendresse mal entendue, il arrivera bien souvent que ces conseils ne seront pas suivis par les familles. Mais il faut insister auprès des parents pour qu'ils habituent graduellement les enfants au froid. C'est la meilleure garantie contre les bronchites. Des mères inexpérimentées couvrent leurs enfants de vêtements trop épais ; on les garantit des courants d'air ; dès qu'ils toussent, on les couvre davantage, on les tient au coin du feu, sans voir que ces ménagements exagérés ne font qu'augmenter leur sensibilité. On obtient ainsi des enfants bouffis, d'une santé déplorable et d'une impressibilité maladive à toutes les variations atmosphériques.

Hufeland est un de ceux auxquels la science de l'éducation doit ses plus grands progrès. — C'est à lui qu'est due cette idée féconde des « bains d'air ». Il dépeint, avec une vue d'une largeur prodigieuse, cette lutte contre l'air extérieur.

Hydrothérapie. — Si l'on compare ces enfants à ceux qui sont soumis à l'hydrothérapie quotidienne, on comprend toute la portée de cette pratique dont les effets sont immenses. L'enfant, épongé tous les matins à l'eau froide, n'a jamais de catarrhe. C'est un peu rigoureux, sans doute. Souvent, dans bien des maisons, j'ai entendu crier les jeunes enfants pendant qu'on les soumettait à cette opération ; mais plus tard, quand ils avancent en croissance, ils sont les premiers à réclamer ce soin. Cette hydrothérapie domestique, pour me servir de l'expression de M. Fonssagrives, devrait être une habitude et non un médicament.

« Le moyen le plus sûr, dit Hufeland, de rendre, dès ses commencements, le fil de la vie incapable d'une longue durée, c'est de donner une éducation très-délicate à l'enfant pendant ses premières années, qui ne sont encore, à proprement parler, qu'une continuation de génération, de le garantir du moindre petit vent, de le tenir plongé, pendant un an au moins, dans les plumes et au milieu des boules d'eau, semblable au poussin dans le temps de la couvée. »

Domestiques. — Les domestiques auxquels sont confiés les enfants peuvent avoir une influence fâcheuse sur eux, au point de vue de la pureté des mœurs. C'est un point qui ne saurait trop éveiller la sollicitude des familles.— Jusqu'à un an, l'enfant ne peut que contracter des habitudes; aussi convient-il de surveiller les bonnes, afin qu'elles ne fassent rien devant eux qui puisse frapper à faux leur jeune imagination.

Rôle de la mère. — En matière d'éducation, rien n'est inutile : là, comme en d'autres circonstances, les petits effets produisent de grandes causes, et chacun des milieux dans lesquels va se développer l'enfant aura plus tard une influence sur son avenir. Le rôle du père, de la mère, des amis, des domestiques, sont autant de questions qu'il ne faut pas négliger.

Assurément, le rôle principal, je dirai même le rôle presque excusif, appartient à la mère. Il existe, entre la mère et l'enfant, une harmonie de besoins, de pensées, de désirs qu'il serait oiseux de vouloir démontrer. Ce sentiment intime, la nature l'a profondément gravé en elle du sceau puissant de sa mystérieuse originalité : il existe, en effet, une loi primordiale qui place d'abord sous la dépendance de la mère toute l'hygiène de la famille.

Or, dans l'état social actuel, les femmes sont-elles à la hauteur de cette délicate mission ? Connaissent-elles les principes essentiels de l'hygiène dont elles sont appelées à faire une application immédiate ?

La réponse n'est malheureusement pas douteuse, et la mortalité plus considérable des enfants chez les jeunes mariées est un argument tristement péremptoire pour la thèse que je soutiens. Sans doute le chiffre élevé de cette lugubre statistique est dû parfois au trop jeune âge de la mère, dont le développement organique n'était pas encore suffisant.

L'éloquence des chiffres démontre ici, une fois de plus, cette importance, sur laquelle on ne saurait trop insister; je veux parler de l'utilité qu'il y aurait à faire rentrer dans l'instruction des filles les notions les plus élémentaires de l'hygiène. — C'est là, je le reconnais, une chose délicate ; et je ne voudrais pas chez elles une science de professeur. Au lieu de discuter éternellement la supériorité de l'homme sur la femme, laissons à chacun son rôle. Il n'y a entre la femme et l'homme ni supériorité, ni égalité : il y a, il doit y avoir diversité. Leurs attributs sont distincts, leur rôle doit conséquemment varier.

Au père appartient la haute surveillance. La force d'attention, l'énergie dans la résolution, supérieures chez lui, donnent à celui-ci le droit et le devoir de prendre l'initiative dans les grandes déterminations.

Mais les besoins journaliers, ces soins délicats de tous les instants, reviennent évidemment à la mère.

Un grand penseur, Montaigne, je crois, a dit : «Je ne sais s'il est indispensable que la mère allaite de son sein ; il est, j'en suis bien sûr, qu'elle allaite de son cœur.» Ce qu'elle doit éviter avant tout c'est une tendresse exagérée. Il arrive souvent, par exemple, que l'enfant jette des cris ; dès le moment où on s'est assuré que rien ne le gêne et qu'il n'a besoin de rien, il faut avoir le courage de résister. C'est-elle qui est véritablement le premier maître, c'est elle qui, seule, peut efficacement commencer l'éducation, tout en ne perdant jamais de vue que la vie, au moral comme au physique, est une lutte continuelle.

Vers trois ou quatre ans, en le conduisant à la promenade, elle doit répondre aux questions; mais il est un point essentiel, c'est de ne jamais tromper l'enfant, afin de ne jamais perdre sa confiance par la suite. A cet égard, il n'est pas nécessaire d'avoir un cadre tracé d'avance. La curiosité de l'enfant, stimulée par les objets qui l'entourent, dispensera la mère de tout programme arrêté.

Plus tard, c'est à la mère qu'il appartiendra d'initier peu à peu l'enfant à la science de la vie. La vue de la misère instruira l'enfant des classes riches en lui apprenant à devenir bon et charitable. Loin de s'extasier devant ses qualités ou devant ses mérites, il convient plutôt de lui enseigner à soulager les malheureux.

Ainsi seront inculqués dans son jeune cœur les principes de la grande loi des sociétés : la solidarité humaine. — L'obligation pour tous de contribuer à la dette commune serait un immense progrès moral et justifierait pleinement ces profondes paroles de Leibnitz : « Réformer l'éducation, c'est réformer le monde.» Et celles de Montaigne : «Ce n'est pas une âme, ce n'est pas un corps qu'on dresse; c'est un homme.»

Enfants abandonnés. — J'ai dit, en parlant du

nouveau-né, comment devaient être disposés le maillot et l'appartement de l'enfant. Si les exhalations qui proviennent des lochies font une règle de renouveler l'air de l'appartement, tout en évitant les courants d'air, les enfants abandonnés dans les hospices ne devront jamais être placés, non plus, dans un appartement trop étroit. C'est surtout aux époques d'épidémie qu'il faudra soigneusement éviter l'accumulation.

M. Becquerel fait remarquer, dans son *Traité d'hygiène*, le nombre toujours croissant des enfants-trouvés depuis 1815.

La grande cause n'est seulement pas dans la misère, elle réside aussi dans la question des tours. Dans les pays protestants, où n'existe pas cette institution, les infanticides ne sont pas plus fréquents. Tout se tient. L'instruction, relativement plus répandue dans ces pays que dans le nôtre, explique cet avantage. Si l'ignorance est en même temps fille et mère de la misère, on peut en dire autant pour le crime. Il y a quelques jours à peine, le ministre de la Justice publiait son Rapport annuel, dans lequel les crimes commis en 1867 sont ainsi répartis :

5 pour 100 chez les personnes lettrées ;
24 pour 100 chez les autres.

Ces chiffres sont la démonstration de nos réflexions.

CHAPITRE VII

Deuxième enfance. — Alimentation. — Aération. — Croissance. — Vêtements. — Jeux, exercices, gymnastique. — Effets sur le physique, sur le moral. — Onanisme. — Éducation de la sensibilité.

ALIMENTATION DE LA DEUXIÈME ENFANCE. — Les aliments pendant la deuxième enfance doivent être nourrissants, mais de facile digestion, afin que le travail organique dont la muqueuse de l'estomac est le siége puisse produire une assimilation convenable. On s'exposerait, si on ne tenait pas compte de ces préceptes, à provoquer des troubles de l'appareil digestif, et tous les états de gastricité si fréquents à cette époque. Les indigestions sont très-communes en ce moment. Elles proviennent en général d'un repas trop abondant, ou sont la conséquence d'un dérèglement de régime. On doit veiller à ce que les indigestions ne se renouvellent pas, pour éviter les diverses phlegmasies des voies digestives qui pourraient en résulter.

Mets épicés. — Ce que j'ai dit sur les inconvénients des mets épicés à l'époque du sevrage, trouve également ici son application. Le danger des assaisonnements exagérés, inutiles à la digestion des enfants, a été formulé par Diderot d'une façon piquante. Il disait que les médecins s'occupent à rétablir la santé, et les cuisiniers à la détruire ; mais que ces derniers sont plus sûrs de réussir que les premiers, quoique tous travaillent avec une ardeur égale.

Insuffisance de l'alimentation.— Mais tous les enfants ne sont pas exposés (malheureusement, on peut le dire) aux dangers de la science culinaire. Dans les classes pauvres de la société, l'insuffisance de l'alimentation peut être la cause de différents états diathésiques, tels que le rachitisme, la tuberculose ou le scrofulisme.

Les recherches de M. Chossat ont démontré que les enfants meurent quand ils ont perdu les 0,2 du poids total du corps, tandis que cette proportion peut s'élever jusqu'à 0,4 pour les adultes. Hippocrate l'avait déjà observé. « Les vieillards, dit-il, supportent très-bien l'abstinence ; l'homme dans l'âge mûr, moins ; les adolescents, très-mal ; les enfants encore moins que les autres, surtout ceux qui sont très-vifs. » Tous les médecins attachés par leur position aux établissements religieux savent l'importance que peuvent avoir sur la santé, notamment chez les femmes, les exigences des règlements quelquefois très-rigoureux de certains ordres monastiques. Il y a de plus, dans certains cas, indépendamment de la privation d'aliments, les peines corporelles que s'infligent certains religieux, et qui viennent s'ajouter aux dangers d'un jeûne trop rigoureux.

Hygiène des dents. — Les dents des jeunes enfants étant destinées à faire place à d'autres, des médecins ont considéré comme inutiles d'en prendre grand soin. Je crois, au contraire, qu'il faut avoir à l'égard des premières dents les mêmes précautions qu'on prend pour les dernières. Le passage subit du froid au chaud est une des causes les plus communes de carie. Il suffit, pour s'en convaincre, d'examiner la denture d'un fumeur. Il faudra donc éviter chez les enfants ces changements brusques de température et surtout l'abus des aliments trop acides, très-commun chez eux, notamment chez les petites filles.

Repas. — Une trop grande rapidité devra être interdite ; l'insuffisance de la mastication et de la sécrétion salivaire en seraient la conséquence. Les intervalles devront être de quatre heures au moins, avec des exercices après les repas.

Si la même régularité était prise dès l'enfance à l'égard des selles, beaucoup de personnes éviteraient les inconvénients qui accompagnent les constipations rebelles. Au sujet des conditions d'une bonne alimentation, M. Bouchardat s'exprime ainsi : « On rencontre souvent dans la classe aisée, des filles qui, à l'époque de la vie qui précède la puberté, souffrent beaucoup de l'insuffisance de l'alimentation, et cela par des caprices, des goûts dépravés. Il est de la plus haute importance alors de ramener l'appétit par d'agréables exercices, de peser les aliments, de les varier convenablement, et de revenir le plus tôt possible à une alimentation suffisamment réparatrice.[1] »

Aération.— L'aération comme la température devront être également l'objet d'une vigilance extrême. L'air des appartements des enfants, surtout lorsqu'il y a plusieurs personnes dans un espace restreint, devra soigneusement être renouvelé par une ventilation convenable, tout en évitant d'exposer leur lit au courant d'air.

Croissance. — La direction de la croissance est une question souvent négligée. Il faut appeler sur ce point toute l'attention des familles. Une croissance régulière est l'indice d'une bonne santé future. Elle ne doit pas être retardée ni désordonnée. C'est surtout dans ce cas que se rencontrent les différents états typhiques. Je dis intentionnellement : états typhiques, et non fièvre typhoïde, car cette dernière, heureusement, est beaucoup plus rare que ne le croient encore de nombreux médecins. Une croissance trop

[1] Bouchardat; Thèse de concours d'hygiène, 1852.

rapide peut flatter l'amour-propre maternel; mais c'est bien à tort que les parents s'en félicitent.

La croissance doit être harmonieuse et graduelle, si l'on veut éviter les différents accidents, tels que la fièvre aigüe de croissance, la fièvre chronique hectique et l'hypertrophie du cœur.

La fièvre aiguë est, pour ainsi dire, une fièvre physiologique. Certains enfants en sont atteints à la moindre poussée ; elle ressemble à la fièvre de lait, qui est aussi une fièvre d'exagération physiologique.

La fièvre hectique de croissance est plus commune. Certaines mères sont portées à faire une part exagérée à la croissance, car la fièvre peut tenir à des causes diverses, ce qui commande au médecin une grande attention. L'hypertrophie du cœur arrive chez les enfants qui grandissent beaucoup. Il en est ici comme chez la femme enceinte, où le cœur tend aussi à l'hypertrophie. L'enfant doit se nourrir, s'accroître; d'où l'impulsion plus énergique du cœur. La mauvaise direction des mouvements et des jeux ne fait souvent que l'augmenter.

Comme toutes les périodes où le budget de la nutrition est en déficit, la croissance prédispose à la tuberculose. — C'est surtout par un bon régime, par des aliments gras, qu'on pourra remédier à ces inconvénients. L'huile de foie de morue est parfaitement indiquée; elle se substitue à l'aliment gras du corps lui-même, car il y a ici une véritable autophagie et compense l'excès des dépenses. On a également conseillé une émulsion de suc pancréatique des animaux avec la graisse de veau.

VÊTEMENTS. — L'enfant se réchauffe plus difficilement que l'adulte. Il convient conséquemment de le couvrir davantage. — Beaucoup de mères ne manquent cependant pas de sacrifier l'hygiène à la mode, dans le but de montrer les membres ou le cou de leur enfant ; aussi que de petites jambes et de petits bras rougis pas le froid ou brûlés par le soleil ! d'autres, comme je l'ai déjà dit, et c'est le plus grand nombre, chargent l'enfant de vêtements trop épais.

La couleur des vêtements n'est pas sans influence sur la caloricité. Les expériences de Starck sur les matières vestimentaires sont, à cet égard, très-concluantes. En entourant un thermomètre avec de la laine de différentes couleurs, et qu'il plongeait ensuite dans l'eau bouillante, il a trouvé, pour élever la température de 10° à 70° centigrades, les résultats suivants :

Blanc	8′
Ecarlate............	5′30
Vert foncé..........	5″
Noir...............	4′30

Or, la physique nous apprend que les pouvoirs absorbants des corps sont égaux aux pouvoirs émissifs.

Cette loi, formulée par Dulong et Petit, dont les travaux sont la démonstration remarquable, trouve son application en médecine. C'est ainsi que les vêtements blancs seront le mieux appropriés aux différentes saisons, et conviennent en hiver comme en été.

La texture des vêtements et les matières dont ils sont faits, voilà autant de questions la plupart du temps abandonnées au hasard, tandis qu'elles devraient être soumises à l'application de certaines règles basées toujours sur les lois de la physique.

Un savant dont les recherches ont grandement contribué au progrès d'une branche des plus importantes de la physique, Rumfort, a démontré, par ses expériences sur le calorique, les différences de conductibilité des diverses substances, relativement à leur texture. En effet, le pouvoir conducteur d'un corps varie en raison inverse de la densité, de la porosité et de l'épaisseur.

Ainsi, un tissu lâche, épais et poreux, devra être employé en hiver ; et il sera plus chaud parce que ses mailles contiennent une plus grande quantité d'air, fluide éminemment mauvais conducteur du calorique.

En hiver donc comme en été, les vêtements de l'enfant devront être de couleur claire ; à mailles serrées pendant l'été, tandis qu'ils seront épais et lâches pendant l'hiver.

Les expériences de Starck ont été faites aussi au

point de vue de la propriété qu'avaient les différentes couleurs pour absorber l'humidité. Il a trouvé que la laine des quatre couleurs suivantes donnait pour résultat :

Blanc........	5
Écarlate......	6
Vert foncé....	9,5
Noir.........	10

Toutes ces données montrent qu'il faut tenir compte des lois de la physique en hygiène vestimentaire. Toutefois — on ne saurait trop insister sur ce point—les mères doivent avant tout éviter l'habitude si répandue de trop couvrir leurs enfants: « Le paysan, dit M. Munaret [1], ne connaît pas la flanelle, le tricot et l'ouate, par la raison bien simple qu'il n'en a pas besoin. Sa peau, plus épaisse que celle du citadin, ne redoute pas les répercussions et les vents coulis ; l'exercice répartit mieux son calorique animal que tous ces tissus imaginés pour le sybarite et le valétudinaire. »

Exercices. — L'étude des joujoux, des jeux, des exercices, en un mot de toute la gymnastique de l'enfance, est une partie capitale de l'éducation; je voudrais pouvoir ajouter: de l'instruction, car il y aurait là un moyen qu'on néglige généralement en

[1] Munaret, *loc. cit.*

France. Loin de blâmer les exercices d'adresse qui délassent l'esprit et fortifient le corps, je crois qu'il serait bon, suivant l'expression du poète, de joindre l'utile à l'agréable. On devrait surtout encourager les jeux dans lesquels les sciences usuelles, le dessin, l'histoire, l'architecture, la géographie, prennent quelque part. — Mais les jeux de hasard, ceux qui altèrent surtout la notion du beau, tous ces jouets inutiles au développement de son esprit et de son âme, devraient être rigoureusement proscrits : « Bannissez des joujoux le luxe et l'ostentation coûteuse, malfaisante, ridicule. L'enfant doit s'amuser de ses jouets; tout est perdu s'il en tire vanité. Les joujoux des enfants ne doivent donner que des leçons; ceux qui donnent des passions, il faut les laisser aux hommes [1]. »

Leur influence sur le physique. — Les jeux, comme les différents exercices de l'enfance, ont une heureuse influence au point de vue de l'énergie musculaire. Les courses, par exemple, accélèrent la respiration, qui du chiffre 18 à 20 peut s'élever jusqu'à 35 ou 40. — Cette limite est trop grande; il vaut mieux des courses rhythmées. Elles déterminent la stimulation d'un sens organique, l'appétit, par suite d'une expulsion plus considérable des matériaux, notam-

[1] Deschanel; Le bien et le mal qu'on a dit dse enfants.

ment de la sueur. Il faut cependant une mesure; car si un exercice modéré fortifie en augmentant le sommeil et l'appétit, l'excès donne la fièvre et l'insommie.

Leur influence sur le moral. — Il y a d'ailleurs dans ces exercices un moyen non-seulement de développement physique, mais d'un développement intellectuel et moral : l'agilité musculaire, le développement de l'esprit; enfin, chez la petite fille, la grâce des attitudes. — On peut dire, en un mot, que les jeux sont le nerf de l'éducation.

Des faits nombreux, tirés des philosophes ou des médecins de l'antiquité, prouveraient, si l'on voulait se livrer à ce travail d'érudition, l'action salutaire des exercices sur la santé : la force des hommes de l'antiquité, la beauté des femmes grecques dont les proportions harmonieuses servent encore de modèle à l'art, sont des faits péremptoires.

Importance des exercices relativement à la durée de la vie. — L'importance des exercices relativement à la durée de la vie n'est malheureusement pas connue par des chiffres. C'est une statistique à faire, dont le résultat serait un véritable progrès. « Si dans un pays on pouvait connaître la population de chaque profession par sexe, par âge, avec le nombre des décès de chaque groupe, on résoudrait peut-être d'une façon moins aventureuse certains problèmes d'économie sociale [1].»

Une fibre musculaire qui se contracte est un poumon en miniature qui respire par le sang, au lieu de respirer par l'air. D'après Londe [2], les contractions musculaires activent la nutrition du système osseux, non-seulement en totalité, mais elles augmentent aussi les surfaces articulaires, les éminences de réception comme l'étendue des cavités de réception— Il suffit d'ailleurs de comparer sur ce point les enfants élevés dans les villes ou dans les campagnes. Chez ces derniers, le travail plus fréquent de la fibre musculaire est la cause majeure de la constitution dont ils jouissent.

Manque d'exercices. — L'enfant qui ne se livre pas aux jeux de son âge, et qu'on ménage d'une manière exagérée, devient triste. Or, l'enfant triste digère mal, et il y a fort à craindre que le tempérament ne vienne à s'altérer gravement. Il convient alors de les exciter par tous les moyens. Voici ce que disent là-dessus les auteurs de l'*Encyclopédie méthodique* : « Mais si, par quelques fâcheuses dispositions du corps et de l'esprit, les enfants ne prenaient pas assez d'exercice, il ne faudrait pas manquer

[1] Émile Vallin, professeur au Val-de-Grâce; De la salubrité de la profession militaire. — Paris, J.-B. Baillière, 1869, pag. 34.

[2] Ch. Londe ; Gymnastique médicale.

de les y exciter par l'attrait du plaisir, car c'est à sauter et à folâtrer que doit se passer l'enfance[1]. »

Dans une thèse soutenue, il y a six ans, devant cette Faculté et sur le même sujet que le mien, l'auteur, faisant ressortir l'importance des exercices dans l'éducation physique, écrit : « Tandis que chez un peuple la civilisation se développe, que les œuvres intellectuelles se multiplient, que la pensée, en un mot, tous les jours plus cultivée, tous les jours plus féconde, devient l'objet d'un culte presque général, il est nécessaire, il est presque fatal de voir l'éducation physique reléguée au second plan ou même dédaignée[2]. »

Les exercices étaient en grand honneur, je l'ai déjà dit, chez les peuples de l'antiquité. Quelques statues antiques nous montrent le degré de force à laquelle les hommes pouvaient parvenir. Il est certain que chez les Romains, par exemple, l'importation des jeux de la Grèce contribua largement à développer chez eux cette vigueur corporelle qu'ils savaient unir à la souplesse.

Cette partie de l'hygiène était bien connue d'Hippocrate. Dans ses Aphorismes, il parle des exercices et proscrit l'excès dans la lutte, le pugilat et l'équitation.

[1] Encyclopédie méthodique, art. *Éducation physique.*

[2] Levesque ; Quelques mots sur l'hygiène et l'éducation physique. Montpellier, 1863.

Oribase s'étend, avec de longs détails, sur le coucher, le sommeil, la conversation, la déclamation, les frictions, la promenade, la course, la natation, le saut, la marche, la danse, etc.

Gymnastique.— Ici les exercices deviennent méthodiques ; il y a ingérence plus apparente que dans les jeux. On veut obtenir par ces différents moyens un développement réglé, intentionnel. La gymnastique est malheureusement trop négligée. — Il y avait dans les gymnases anciens une idée féconde ; car, à côté du développement physique, les philosophes savaient joindre le développement intellectuel.

Dans son Rapport fait à la Société de médecine de Paris, Bailly dit qu'il est convaincu de l'efficacité de ce moyen, seul capable, d'après lui, d'arrêter la détérioration des classes pauvres dans les grandes villes. Doter le peuple de gymnases, ce serait augmenter la force musculaire des enfants. Une pareille institution allongerait chez eux la durée de la vie, tout en leur procurant l'aisance et en leur donnant la moralité.

Courage militaire. — C'est encore là un moyen d'assurer le courage militaire ; et la Prusse, en ce moment, en est un exemple frappant. A mon sens, il est préférable de développer chez l'enfant des sentiments d'un autre ordre, tels que le sentiment de la dignité humaine. Sans doute le courage militaire, je parle d'un courage éclairé, est un sentiment hautement respectable ; mais ce n'est pas là que se trouve notre mission. Faire naître l'héroïsme qui sauve, et non l'héroïsme qui tue, voilà notre devoir ; faire des citoyens et non des soldats, tel est notre rôle d'hygiéniste.

La gymnastique peut être étudiée avec ou sans instruments. Chez les garçons, les mouvements devront être plus énergiques et exécutés d'une manière plus anguleuse ; chez la femme, il faut penser non-seulement à la force physique, mais à lui faire exécuter des mouvements plus arrondis, moins brusques, par suite plus gracieux.

Le docteur Tierry (Rapport au Comité de l'instruction primaire) insiste sur l'importance de la gymnastique dans l'éducation physique. Je dirai plus tard, en parlant de l'enfant placé au collége, les inconvénients d'imposer aux élèves des connaissances souvent inutiles, car leur corps, étiolé avant l'âge, dépérit, laissant l'esprit faible et languissant.

Age pour les exercices. — La contraction musculaire est un véritable médicament, ou plutôt c'est un puissant modificateur dont il faut savoir se servir, car il y a là une arme à deux tranchants. Cependant ces questions de gymnastique, presque toujours laissées à la routine, s'agitent trop en dehors du médecin.

L'âge de sept à huit ans paraît le plus convenable pour l'inauguration des exercices. Le système osseux a pu acquérir à cette époque une suffisante rigidité ; la deuxième dentition est achevée. Toutes ces circonstances donnent à la santé une certaine fixité.

Il faut mesurer les exercices, agir avec lenteur et par transition. La gradation que je recommandais au sujet de l'alimentation doit être la même. On peut débuter par cinq à six minutes, puis insensiblement arriver à une durée d'un quart d'heure, et finalement rester pendant une heure. On devra, dans les commencements surtout, faire des poses nombreuses de plusieurs minutes. D'ailleurs, il n'y a pas là de règle meilleure que l'attention scrupuleuse des effets produits.

Excès des exercices.—Si l'on dépasse le but, l'enfant cherche le repos, ne mange pas et ne dort pas. L'exercice immodéré agit alors comme tous les stimulants physiques et peut occasionner de véritables dangers. C'est par des pesées prises avec soin qu'on reconnaîtra si le but a été dépassé. Si l'on observe une diminution, c'est un signe que la dépense physiologique a été trop forte.—A ce sujet, Foissac, dans son *Hygiène*, fait observer que les athlètes, au rapport de Galien, de Saint-Jérôme et de Mercurialis, n'arrivaient jamais à une extrême vieillesse. C'étaient, paraît-il, de médiocres soldats, supportant difficilement les privations. —Le même auteur ajoute que des forts de la halle, après deux jours de fièvre, produisaient sur le dynamomètre une pression deux fois moindre que celle de Laënnec affaibli par quelques jours de diète.

Cependant les exercices violents ont eu et ont encore d'ardents apologistes. Au sujet, par exemple, de l'*entraînement* des boxeurs et des coureurs anglais, Royer-Collard s'exprime ainsi : « Une force prodigieuse, une adresse singulière, une insensibilité aux coups, en même temps une parfaite santé, tels sont les phénomènes que nous présentent ces hommes, assurément fort différents des autres.... Et c'est une opinion généralement admise en Angleterre, qu'ils vivent plus longtemps [1]. »

Exercices en particulier. — Nous croyons cette opinion en tout point erronée. Quoi qu'il en soit de ces divergences d'appréciations qui portent plutôt sur la fréquence des exercices que sur leur nature, il faudra éviter les exercices trop violents, surtout immédiatement après le repas. Les enfants lymphatiques, pâles, bouffis, disposés au scrofulisme, ne devront recourir aux exercices actifs que par une lente gra-

[1] Royer-Collard ; Hygiène.

dation. C'est à eux que conviennent les exercices doux, tels que la marche, le billard, la conversation, la lecture; parmi les exercices modérés : la marche accélérée, la danse, la chasse, la balle, la déclamation. L'équitation peut être rangée parmi les exercices mixtes. La voiture est un exercice presque entièrement passif. Au nombre des exercices violents, il faut compter la course, le saut, la lutte, l'escrime et la natation.

Il existe enfin un dernier mode de locomotion. Ce véhicule, quoique d'invention ancienne, dit-on, s'est depuis quelques mois tellement répandu dans nos villes, que l'hygiéniste a le droit de s'en emparer.

Les services rendus par le vélocipède comme véhicule sont à peu près nuls aujourd'hui. Il peut y avoir, il est vrai, dans certains cas, une économie de temps, mais que l'on obtient par des efforts musculaires assez considérables.

Au point de vue hygiénique, il développe les muscles des jambes, des bras et de l'épaule. Dans quelle classe ranger cet engin d'un nouveau genre ? Je crois qu'on peut le placer dans les exercices violents.

La *promenade*, comme je l'ai dit en parlant de la première enfance, active l'appétit ; c'est aussi un léger stimulant de toutes les fonctions. Elle développe chez l'enfant l'éducation des sens, par la diversité des impressions que fait naître dans son esprit la vue des objets nouveaux.

Le *saut* accoutume à la précision des mouvements, tout en augmentant la souplesse du corps et la force des membres inférieurs.

Par l'*escrime*, la taille se redresse, la poitrine s'élargit, les bras et les épaules acquièrent une vigueur plus grande. Il est utile, en escrime, tout comme en chirurgie, de s'exercer à devenir ambidextre.

La *natation* augmente aussi la force musculaire et l'ampleur du poumon, en forçant à retenir la respiration.

Le *chant*, la *déclamation*, le *jeu des instruments* exercent aussi les poumons, mais il convient à cet égard d'agir avec gradation, surtout chez les jeunes enfants.

Gymnastique sans outillage. — Dans la gymnastique sans appareil, les parents peuvent, avec un simple manuel, arriver au but qu'on se propose. Ce procédé, qui dispense de tout outillage, consiste à faire tenir l'enfant dans une position quelconque pendant un certain temps, puis à revenir au point initial. Mais ce procédé a l'inconvénient de la monotonie et demande beaucoup de persévérance, autant de la part de l'enfant que de la famille.

La gymnastique partielle consiste à développer certains muscles qui menacent de s'atrophier. Au moment de la croissance particulièrement, il n'est pas rare de voir des enfants qui ont des attitudes vicieuses provenant, soit d'un manque d'énergie des muscles, soit d'une insuffisance de développement. Après un traitement bien suivi, aidé par un régime convenable, les reliefs musculaires se dessinent de nouveau et l'attitude vicieuse disparaît. Dans ce cas, il faut non-seulement développer le muscle, mais empêcher aussi le tiraillement dont la paralysie pourrait être la conséquence. Ainsi l'enfant qui a l'habitude de fléchir la tête d'une façon continuelle, devra être exercé souvent à la défléchir, mais en ayant soin de maintenir le menton.

Effets de la gymnastique sur le moral.— La gymnastique a des effets éminemment salutaires sur le moral de l'enfant. C'est avec raison que Rousseau disait : « Plus le corps est faible, plus il commande ; plus il est fort, plus il obéit. » Mais je ne puis partager l'avis du Dr Roussel quand il dit : « Qu'on examine tous les êtres animés, on verra que chez eux le moral se rapporte constamment au physique, la colère et la cruauté marcher toujours avec la force, et la timidité être toujours le partage de la faiblesse[1] ». Il suffit de regarder autour de soi pour se convaincre des nombreuses exceptions que peut offrir une règle si arbitrairement posée.

Utilité de la gymnastique dans l'onanisme. — La

1. Roussel ; Système physique et moral de la femme.

gymnastique agit comme dérivatif du système nerveux ; elle peut donc procurer à l'enfant un sommeil tranquille et de longue durée. C'est dire toute la puissance qu'on peut trouver dans un pareil remède relativement à l'onanisme. Cette influence sur la pureté des mœurs est immense, car une telle habitude mine les ressorts de la constitution physique, intellectuelle et morale. La gymnastique, dans ce cas, vaut mieux que tous les appareils imaginés pour corriger ce vice.

Je dis plus : ces entraves mécaniques peuvent occasionner un véritable danger.

Causes de l'onanisme. — L'influence qu'a l'onanisme sur la santé générale fait ressortir combien il est utile d'en connaître les causes et d'en comprendre les signes.

Cette funeste habitude est moins fréquente chez les petites filles que chez les garçons, à cause de l'éducation en commun, plus habituelle chez ces derniers.

Des rapprochements fortuits, des camarades, des domestiques, en sont la cause la plus habituelle.

La présence d'oxyures dans les plis du rectum est une cause physique dont la fréquence commande une grande vigilance. Ces ascarides, chez la petite fille, peuvent s'engager dans la vulve et déterminent alors un violent prurit, qui porte l'enfant à cette habitude, dans le but de faire disparaître les démangeaisons souvent insupportables. — Il faut, pour faire périr facilement les helminthes, recourir aux lavements d'infusion d'absinthe et de semen-contra. Les frictions avec l'onguent napolitain peuvent avoir des dangers.

Les dartres siégeant aux organes génitaux; des vices de conformation tels qu'un développement anormal du clitoris ou des petites lèvres, chez la petite fille; la marche, sont autant de causes qui peuvent exciter l'éveil de cette habitude. Une autre cause qui date de l'introduction de la machine à coudre dans les ateliers des femmes, réside dans le mouvement alternatif des deux pédales. — Cette question a fait l'objet d'un mémoire de M. Guibaud à la Société médicale des hôpitaux.

Signes de l'onanisme. — L'onanisme se reconnait à des signes généraux : il y a chez l'enfant un état nerveux particulier, une excitation très-grande, surtout le soir.—La physionomie de l'enfant adonné à cette habitude est triste; il devient taciturne, ses yeux sont abattus; ses paupières offrent un limbe de couleur lilas facile à reconnaître; les traits sont émoussés, sa voix est rauque, ses habitudes morales sont très-changées; son regard oblique, ses gestes, son maintien, trahissent une gaucherie qui n'est pas habituelle. Parfois l'amaigrissement survient. La perte ou la diminution de la mémoire, conditions qui ne sont pas dans la nature de l'enfant, doivent éveiller les soupçons, et mettent sur la voie du diagnostic.

Traitement de l'onanisme. — Le meilleur traitement consiste dans une surveillance constante, telle que la sollicitude et le dévouement maternels peuvent seuls faire naître. Il y a là bien souvent un effet machinal plutôt qu'une habitude portant réellement atteinte à la moralité. L'intimidation morale ou les châtiments ne produiraient absolument rien. Les bons résultats obtenus par une vigilance de toutes les nuits sont bien de nature à compenser, chez les mères, les peines qu'elles se seront imposées.

Hufeland a tracé les règles qui sont les meilleurs moyens à opposer à ce fléau de la jeunesse; les voici en résumé :

1° Éviter un régime trop irritant ;

2° Habitude, tous les jours, de se laver à l'eau froide, de se vêtir légèrement, surtout sur les parties génitales ;

3° Ne faire coucher les enfants qu'à la suite d'une certaine fatigue ;

4° Ne pas exercer de trop bonne heure les facultés intellectuelles;

5° Éviter avec le plus grand soin les discours, les ouvrages, les occasions susceptibles d'éveiller l'attention des enfants sur ces parties.

Éducation de la sensibilité. — L'éducation de la sensibilité mérite aussi d'être prise en sérieuse considération. C'est ainsi, par exemple, que le choix des lectures est d'une importance extrême au point de vue de la morale, comme à celui de l'avancement intellectuel. Notre nature, avide d'impressions, recherche les émotions. La vulgarisation des ouvrages scientifiques illustrés, comme on le fait depuis quelques années, est un véritable progrès. Mais l'enfant recherche surtout les livres qui frappent son imagination. Or, beaucoup de livres, loin de produire les émotions saines qui conviennent au jeune âge, et de présenter la vie sous un jour pratique, la font voir par un côté faux, purement romanesque, souvent immoral. Ces livres, qui ne plaisent qu'à force d'exciter fortement l'ébranlement du système nerveux, peuvent avoir une influence funeste sur la santé.

Je dois en dire autant du théâtre : il peut y avoir là un intérêt puissant, mais il devient inabordable, la plupart du temps, pour des enfants même avancés en âge, surtout pour les jeunes filles. Il faut ajouter aussi que la tendresse nerveuse des mères, ces complaisances à outrance pour des *enfants gâtés*, produisent chez eux une émotivité trop grande. Il en résulte une absence réelle d'éducation morale, et, par suite, pas de santé. Cette émotivité fiévreuse, à laquelle on se plaît à les habituer, en intéressant à tout propos leur sensibilité, les dispose à une affectibilité exagérée ; c'est ainsi qu'on prépare pour l'avenir, non des hommes forts, mais des sujets sans caractère et sans énergie. C'est une cause puissante et qu'il ne faut méconnaître, car elle aura plus tard une influence capitale sur le bonheur de la vie de l'enfant. Ces rapports de l'enfant avec le père et la mère ont été l'objet d'une étude approfondie de la part de M. Legouvé. Cet académicien penche pour le mode d'éducation à l'antique ; il blâme le *père camarade*. Sans doute, l'exagération d'un système est toujours à désapprouver ; mais, à choisir, il vaudrait mieux encore cette exagération, que d'établir entre l'enfant et ses parents une extrême sévérité, opposée d'ailleurs à l'esprit même qui doit régir la famille.

J'ai parlé tout à l'heure du théâtre dans ses rapports avec l'éducation morale, et par suite avec la santé. Une thèse soutenue il y a quelques années, et due à une plume élégante, celle de M. le docteur Bonnaire, a le rare mérite de joindre à la nouveauté du sujet la justesse et la profondeur des idées.

Simple au premier abord, le sujet traité par l'auteur (*Influence des spectacles sur la santé*) contient tout un monde de conséquences. S'éloignant des sentiers battus, ce médecin a préféré prendre la science par son côté original. C'est une entreprise délicate, car plusieurs qui voudraient la tenter s'exposeraient infailliblement à venir se briser sur de nombreux écueils.

Un des hommes les plus spirituels qui aient écrit sur la médecine, M. Louis Peisse, qui est en même temps un érudit et un penseur, faisant la critique de cette thèse, en rend compte dans les termes suivants : « Le premier venu peut, au moyen des cinq ou six encyclopédies médicales que nous possédons, compiler en trois jours une dissertation en forme sur la question la plus ardue ou la plus à la mode : l'auteur de la thèse a vu de plus haut les choses. Son coup d'œil philosophique, embrassant toute la chaîne des causes et des effets et tous les rapports, fait de cette question du théâtre une question médico-philosophico-politique de premier ordre [1]. »

M. Bonnaire ne s'appesantit pas sur l'insalubrité des salles qu'il croit plus délétères qu'un amphithéâtre d'anatomie, ni sur tous les autres détails vulgaires d'hygiène ; c'est l'impression, souvent funeste, résultant des fortes émotions, produite par les œuvres dramatiques modernes, qu'il étudie dans cette dissertation, où l'ampleur du style s'allie constamment à la profondeur des pensées.

Je ne crois pas, comme M. Bonnaire, que la suppression du théâtre entraînerait la suppression de

[1] Louis Peisse ; La médecine et les médecins tom. II.

trois médecins sur quatre : c'est une exagération évidente.

Ce médecin est aussi dans l'erreur quand il écrit, en parlant du théâtre antique : « Le théâtre était une école de morale ». Je crois qu'à cet égard nos aïeux ne valaient pas mieux que nous, et nous valons autant qu'eux. Forget, le maître à tous en philosophie médicale, dont l'œuvre sera une des gloires de la médecine française, a écrit : « Les annales de l'humanité constatent que les procédés intellectuels, comme les vices et les vertus, ont toujours été les mêmes[1] ». Ces paroles du premier critique médical de notre siècle, qui fut aussi un grand praticien, font justice de l'opinion de M. Bonnaire.

Les dramaturges contemporains arriveront, en flattant les goûts du jour, à faire battre des mains des spectateurs enthousiastes et irréfléchis. Mais la plupart des productions modernes, émouvantes à force des péripéties tour à tour imprévues et poignantes dont elles sont semées, remplies, en un mot, de *coups de théâtre*, pour parler le langage de la partie, ne valent pas mieux que les jeux nationaux des Romains, véritables boucheries d'amphithéâtre.

[1] Forget ; Thérapeutique simplifiée.

CHAPITRE VIII

L'enfant à la salle d'asile.—L'enfant ouvrier.—Le collége.

L'ENFANT A LA SALE D'ASILE. — Ces excellentes institutions ont été créées dans un but éminemment philanthropique, en vue de l'enfant du travailleur et de l'ouvrier. La nécessité de la femme au foyer de la famille est incontestable ; et déjà, en parlant du rôle de la mère dans l'éducation, j'ai insisté sur ce point. Mais l'état social a parfois de cruelles exigences. Il est des cas dans lesquels la misère devient une loi impérieuse. La mère doit laisser le foyer et abandonner l'enfant à des mains étrangères, navrante nécessité dont la pensée a inspiré un beau livre à un de nos remarquables économistes. « Il y a là, dit à ce sujet M. Jules Simon, dans une page émouvante de *L'Ouvrière*, un vice terrible, qui est le générateur de la misère, et qu'il faut vaincre à tout prix si l'on ne veut pas périr : c'est la suppression de la vie de famille. »

La femme ouvrière, voilà un des états les plus graves, les plus difficiles à vaincre, et dont la conséquence forcée sera de rendre toujours incomplète, sinon vicieuse, l'éducation des enfants dans certaines classes de la société.

Un penseur dont la science peut se trouver parfois en défaut, dont les écrits, sous une forme toujours attrayante, renferment des paradoxes émaillés, pour ainsi dire, de vérités scientifiques, M. Michelet, s'écrie à son tour : « *L'ouvrière!* mot impie, sordide, qu'aucune langue n'eut jamais, qu'aucun temps n'aurait compris avant cet âge de fer, et qui balancerait à lui seul tous nos prétendus progrès. »

Ces invectives ardentes, ces accents d'une conviction puissante, sont cependant l'expression de la vérité ; et l'on est forcé d'avouer avec tristesse qu'il y a là une grave question, problème effrayant qui se dresse avec l'attitude du sphynx antique devant les méditations du philosophe, les calculs du savant et les recherches du médecin. La mère que le besoin a placée dans l'impossibilité d'allaiter son enfant, ne peut plus tard le surveiller. D'où l'effrayante mortalité pendant le jeune âge, et plus tard le vagabondage, tristes résultats d'une absence d'éducation morale.

Comme les crèches, les salles d'asile ont en partie paré aux inconvénients que je signale : les crèches, en facilitant l'allaitement des enfants que les mères sont forcées d'abandonner ; les salles d'asile, en gardant de 2 à 5 ans ceux chez lesquels l'éloignement imposé par le travail de la mère rend toute surveillance impossible. Là aussi devra être évitée une trop grande agglomération, et l'on éloignera soigneusement les enfants atteints de maladies contagieuses.

L'enfant ouvrier. — La misère est destructive de la santé, comme l'aisance en est préservatrice. M. Villermé[1] a démontré que la mort enlève annuellement 1 individu sur 50 dans les départements riches (Calvados, Sarthe, Orne), tandis que dans le 12e arrondissement de Paris, réputé le plus pauvre, la proportion devient 1 sur 24.

En dehors des conditions particulières dans lesquelles se trouvent les enfants occupés dans certaines industries, et qui peuvent avoir une influence pernicieuse sur leur santé, il y a les conditions générales relatives au logement, à l'alimentation et au travail exagéré.

Étudier les influences de certaines conditions en particulier, rechercher le mode d'action des matériaux employés dans l'usine ou dans l'atelier : tout cela fait en réalité partie du domaine de l'hygiène ; mais ce serait traiter de l'hygiène spéciale que d'entrer dans l'étude de chaque profession en particulier. Or, tel n'est pas le but de ce travail.

Logement. — Le logement de l'ouvrier a été de-

[1] Mémoires de l'Académie de médecine, 1828, tom. I.

puis longtemps un objet de sérieuses préoccupations pour les philosophes et les économistes.

Le sombre tableau, tracé par Blanqui, des logements d'ouvriers à Lille, est bien de nature à briser le cœur.

L'air respirable est en quantité insuffisante. L'asphyxie peut en être la conséquence. Le Dr Joire affirme avoir observé des cas de mort chez des asthmatiques saisis dans leur demeure par un accès. L'air peut être aussi vicié par la respiration pulmonaire et cutanée, comme on l'observe dans les grandes agglomérations. D'autres fois, ce sont les foyers de combustion et d'éclairage qui mêlent à l'air des gaz impropres à la respiration.

Ces logements étroits et insalubres sont le foyer habituel de la plupart de nos épidémies. Pendant que le choléra sévissait à Marseille avec la plus grande rigueur, j'ai visité des rues et des ruelles où le nombre des décès atteignait un chiffre lamentable, tandis que celui des malades que je voyais dans les quartiers bien aérés, s'éloignait beaucoup de cette lugubre proportion.

Cette difficulté du renouvellement de l'air est bien souvent une cause du developpement de la diathèse tuberculeuse. Lombard [1] donne à cet égard des chiffres péremptoires.

[1] Annales d'hygiène, tom. XI.

Pour atténuer autant que possible l'effet de l'exiguïté des logements et en paralyser les funestes conséquences, une extrême propreté est de rigueur.

Les eaux ménagères, les cabinets d'aisance, les meubles, les escaliers, le linge, tout doit être l'objet de soins minutieux.

A ce propos, j'estime que la propreté sèche vaut mieux qu'une propreté humide exagérée.

La commission des logements insalubres, dans son rapport sur les hôpitaux de Toulon [1], a constaté cette vérité. Le lavage et l'arrosage des salles, même en été, donnaient une recrudescence des accidents dans les maladies à caractère putride.

Alimentation. — L'alimentation de l'enfant occupé aux travaux de l'industrie devrait être presque exclusivement composée de viande. Tous les auteurs qui ont étudié cette question s'accordent à reconnaître les bons résultats de cette pratique. Cet usage bien entendu de la viande est parfaitement apprécié par M. Bouchardat [2], qui, observant des ouvriers anglais et français occupés dans la même fonderie, remarqua un rendement moins considérable de la part de ces derniers; or, cette disproportion disparut quand les ouvriers français eurent été soumis au même ré-

[1] Annales d'hygiène, tom. XX, 2e série.

[2] Bouchardat; Influence du travail sur la santé.

gime alimentaire que les anglais, régime qui avait pour base de larges rations de bœuf rôti.

Travail exagéré —L'excès de force déployée par les enfants employés dans les manufactures ou dans les usines, qu'il soit continu ou intermittent, produit toujours des résultats nuisibles.

J'en ai déjà parlé, au sujet des excès dans les exercices gymnastiques. Ici, le mal est encore plus grand. C'est ainsi, par exemple, que des attitudes vicieuses forcées, auxquelles certaines occupations condamnent l'enfant, peuvent amener des déformations. Il en est de même de l'usage trop exclusif d'un organe.

Le temps devra donc être toujours limité. Le docteur Bourguet en parlant des ouvriers houilleurs de Graissessac, rapporte que des enfants de 10 à 12 ans travaillent dans les mines jusqu'à douze heures par jour. Ce chiffre est évidemment trop élevé.

Les accidents mécaniques inhérents aux instruments ou aux substances employées ne doivent pas, je l'ai dit, entrer dans ce travail. — Il y aurait là une étude à faire, jusqu'ici négligée dans nos pays, où les usines sont plus rares que dans l'Est et le Nord. C'est ainsi que les enfants employés à la garance à Avignon, ceux qui travaillent les tissus à Nîmes et à Lodève, ou dans les fabriques de laine dans la Lozère, n'ont été l'objet d'aucune étude.

Les fouleurs de drap, par exemple, meurent en général de bonne heure ou maigrissent d'une façon extrême. Les ouvriers employés dans les moulins à tan, toujours en contact avec une poussière rougeâtre, sont obligés de se couvrir le nez et la bouche pour respirer. En général, ils ne peuvent supporter plus de quatre ans cet exercice.

LE COLLÉGE. — Si l'enfant de l'ouvrier, souvent ouvrier lui-même, est soumis par sa profession et par les conséquences de la misère à des causes capables de porter atteinte à la santé, il ne faudrait pas croire que l'aisance fût toujours une garantie pour prolonger la vie humaine. Les relations sociales, dans les classes élevées, imposent des obligations souvent bien contraires aux vues de l'hygiène : que de dîners, en effet, que de bals, auxquels on doit le commencement d'une affection gastrique ou pulmonaire! Mais ce n'est pas sur ces exigences du monde que je veux insister; je ne parlerai que du collége.

Exercices. — Un changement brusque s'est opéré pour l'enfant. Ce passage subit de l'atmosphère paternelle à cette vie claustrale dont il ne voit pas encore la raison, cette règle inflexible à laquelle toute infraction est punie, sont de nature à ébranler vivement le système nerveux chez les constitutions impressionnables et délicates.

L'emploi du temps est une condition sur laquelle on n'a pas suffisamment insisté. En consacrant aux livres le temps qu'ils devraient passer au jeu, les enfants auxquels la vanité des parents veut préparer des triomphes éphémères, ont souvent leur santé sérieusement compromise.

Dans les familles, quand on s'oppose à l'expansion de leur turbulence, ce n'est pas, il est vrai, dans l'intention de les faire briller; mais leur bruyant tapage ou leurs cris importunent bien des mères. Elles veulent que l'enfant reste tranquille, qu'il soit *sage*.

Demander à l'enfant qu'il soit calme et en repos, est aussi déraisonnable que de vouloir faire courir un vieillard. La nature humaine a ses manifestations légitimes ; il faut savoir les respecter. Le proverbe : «Si jeunesse savait... » est une absurdité. L'ignorance est inhérente à l'enfant comme la faiblesse au vieillard.

Les différents exercices dans les colléges ne laissent pas, ai-je dit, assez de temps pour les jeux.

Dans les lycées, qui sont incontestablement, à tous égards, les meilleurs établissements pour les enfants, c'est à peine si les élèves ont deux heures de récréation. Encore faut-il prendre là-dessus le temps des punitions et les leçons d'arts d'agrément. « Je pense qu'un lieu de récréation est tout aussi utile qu'une école ; je pense même qu'il doit être plus nécessaire encore, dans un temps où de sages philosophes nous assurent qu'un enfant qui va à l'école trois jours par semaine en apprend autant, si ce n'est plus, que celui qui y va six, et que l'enfant qui y est la moitié de la journée seulement en sait aussi long que celui qui y reste la journée entière[1]. »

Insuffisance des exercices. — Je crois que le chiffre élevé des névroses, des gastralgies, des dyspepsies, tient à l'insuffisance des exercices pendant le jeune âge, et que les travaux intellectuels trop précoces ou exagérés de l'enfance sont les causes habituelles de ces différents troubles pathologiques.

La place nécessaire pour les différents jeux est souvent insuffisante. Les enfants ne peuvent ni courir ni crier. Or, les cris, comme le fait justement remarquer Tissot, sont un véritable exercice hygiénique, et les fonctions de la phonation deviennent nécessaires pour le développement convenable de l'appareil respiratoire.

Il est bien certain que pour les travaux intellectuels l'enfant vigoureux fera plus et mieux que l'enfant nerveux et affaibli. Aussi doit-on éviter les jeux ou les macérations qui, affaiblissant le corps, produisent ces troubles du système nerveux auxquels il faut rapporter les hallucinations si fréquentes dans les couvents, où les femmes sont soumises à des aus-

[1] Lord Russel; Discours d'inauguration d'une école d'enfants, trad. du journal *le Temps*, n° du 31 janvier.

térités incompatibles avec leur constitution. C'est une observation que j'ai pu faire bien des fois sur près de mille malades que j'ai vu traiter pendant la durée de mon service d'internat aux aliénés de Marseille.

Travaux intellectuels. — La tendance à exagérer les travaux intellectuels a éveillé la sollicitude de plusieurs. Aussi, parlant de la nécessité des exercices physiques pour contre-balancer les études des enfants, un écrivain médical distingué s'est-il écrié: « La vie est devenue une mêlée, une bataille, et c'est le système nerveux qui combat: anxiété de l'espoir, angoisse de la crainte, agitation de l'incertitude, passion du bien-être, du luxe et du plaisir, échecs de l'ambition, de l'orgueil, de la vanité, tout y aboutit, tout y retentit; et, pour comble, voilà que l'homme se fait remplacer de plus en plus par les machines dans tout ce qui exige l'emploi de la force! Le muscle s'en va, et le système nerveux est surmené[1]. »

Il ne faut pas oublier, comme le fait avec raison remarquer Mme Guizot, qu'en élevant des enfants on veut faire des hommes. Leur raison ne suit pas le même procédé que la nôtre, et c'est à tort qu'on voudrait en hâter le développement. Je veux citer encore un passage entier d'Hufeland, que je pourrais étendre davantage s'il n'y avait un inconvénient dans un travail de la nature de celui-ci; car on voit dans

[1] Marchal (de Calvi).

ces lignes du médecin allemand toute la profondeur, la sagacité et tout le rare talent d'observation, qui sont les traits caractéristiques de son œuvre : « Les excès dans ce genre ont les mêmes suites que les débauches du corps. Il est même bon de remarquer que la dissipation des facultés vitales nécessaires à la tension excessive des facultés de l'âme, a sur la santé et la durée de la vie presque les mêmes effets que la dissipation des sucs génératifs : perte des facultés de la digestion, découragement, abattement, faiblesse, consomption, mort prématurée.

» Cependant il faut aussi considérer la différence du tempérament et des dispositions. Ainsi, l'on doit plus ou moins souffrir de cette tension, en raison de l'organisation de l'âme plus ou moins forte et active. C'est pourquoi les suites dont nous venons de parler affligent surtout ceux qui, n'ayant que de médiocres talents, veulent y suppléer par une application forcée ; ce qui fait que le travail que nous entreprenons contre notre gré et sans avoir du goût pour le sujet, étant une tension contre-nature, nous affaiblit plus qu'aucune autre.

» Mais quel est l'excès dans les travaux d'esprit ? Ce qui est un effort pour l'un ne l'est pas pour un autre doué de plus de facultés intellectuelles [1]. »

L'instruction d'ailleurs, telle qu'on la comprend

[1] Hufeland ; Excès dans les travaux de l'esprit.

aujourd'hui, est trop uniforme ; et la trop grande quantité de matières des programmes d'enseignement enlève le goût de l'étude, au lieu de le donner. Les stimulants tels que les punitions produisent une culture hâtive, exagérée : ces petits phénomènes d'aujourd'hui ne seront que des hommes très-médiocres demain.

Conditions hygiéniques des colléges. — La condition topographique des établissements d'instruction n'est pas à négliger. L'isolement est une condition essentielle de salubrité. Le voisinage des hôpitaux, des casernes, des casernes de cavalerie surtout, et des cimetières, sera toujours fâcheux. Les cours doivent être plantées d'arbres, et la disposition des bâtiments devra permettre un libre accès de l'air et du soleil. « Où le soleil n'entre pas, le médecin entre », dit un proverbe italien.

Infirmerie. — Elle devra se trouver dans un pavillon isolé et très-aéré. M. Boussingault[1] voudrait 67 mètres cubes par lit. Or, certains lycées n'en contiennent pas plus de 12. M. Maxime Vernois[2] demande un cubage de 25 à 40 mètres par lit et par heure.

Les croisées de l'infirmerie devraient toujours

[1] Revue des cours scientifiques, 3e année, nº 23, pag. 377.

[2] Rapport au ministre de l'Instruction publique.

être grillées. Le Dr Vernois, dans son rapport au Ministre, cite le cas d'un élève du lycée de Poitiers qui, dans un accès de délire, s'est jeté par la fenêtre et s'est tué. Les maladies cérébrales sont assez communes dans l'enfance pour commander une telle précaution.

Le service de médecin du lycée ne demande pas un travail bien considérable à celui qui en est chargé. En ayant égard aux avantages de ce poste toujours fort recherché, et au nombre des élèves confiés à l'Université, qui s'élève, d'après le rapport de 1867, au chiffre de 17 722, les proviseurs ne sauraient être trop sévères sur l'obligation des visites quotidiennes pour le médecin. Je crois de plus qu'il serait bon d'astreindre les docteurs attachés aux établissements de l'État à adopter la mesure suivante : A l'entrée d'un élève au lycée, le médecin inscrirait sur un registre spécial toutes les notions relatives à la santé de l'enfant : antécédents, constitution, etc.—Tous les ans, les différentes maladies ou indispositions seraient également consignées. C'est ainsi qu'à la fin des études, les parents auraient un dossier complet sur la santé de l'enfant, et cette feuille pourrait plus tard être d'une grande utilité pour le registre pathologique des familles.

Aération. — Je ne reviendrai pas sur ce que j'ai dit à cet égard, dans les généralités relatives à a deuxième enfance, sur les inconvénients d'un air vicié et les avantages d'un air pur. On évitera l'encombrement des salles d'étude et des dortoirs, qui s'oppose à une aération complète.

On devra surtout éviter de faire les classes dans les salles d'étude, et chercher à produire une aération constante, en dehors de la présence des enfants.

Alimentation. — Elle est, dans les lycées, généralement suffisante en quantité comme en qualité. Toutefois l'habitude, pour certains enfants, d'une alimentation succulente, peut provoquer différents désordres. Mais c'est plutôt le temps consacré au repas qui fait souvent défaut. Il en résulte, comme je l'ai fait remarquer à propos de la deuxième enfance, que, la mastication se faisant rapidement, la proportion de salive entraînée est insuffisante pour diluer les aliments et pour exciter la sécrétion du suc gastrique. Une habitude qu'on ne saurait trop approuver et qui, je crois, commence à être adoptée dans plusieurs lycées, est celle de laisser parler à table. Je ne vois là que des avantages et aucun inconvénient.

Excreta. — C'est une partie de l'hygiène souvent négligée. Il existe à cet égard une règle qui s'applique à des enfants d'âge et de constitution différents. Certains peuvent avoir à souffrir de la défense de sortie pendant les exercices scolaires. — De plus, leur entretien, comme leur construction, laisse bien des fois à désirer. Donner une pente capable de favoriser l'écoulement des liquides ; établir leur construction de manière à faciliter la ventilation par des portes bien disposées ; placer des urinoirs à côté des cabinets ; lavage, tous les jours, à grande eau avec une solution de sulfate de fer, d'acide phénique ou d'hypochlorite de chaux ; établir un obturateur à chaque ouverture de chute : telles sont les règles dont on ne doit jamais s'éloigner.

Vestiaire. — Le linge et les vêtements doivent toujours être propres et bien séchés. Le linge de l'infirmerie, surtout quand il y a une épidémie de variole ou de scarlatine, sera lavé à part et ne devra pas être mêlé à celui des élèves non malades. Il est même utile de désinfecter le linge des malades en le plongeant dans une solution de chlorure de chaux. — Il faut rigoureusement séparer la cordonnerie du vestiaire et placer les chaussures dans des casiers à claire-voie, pour qu'elles puissent perdre rapidement l'humidité résultant de la pluie ou de la transpiration.

Punitions. — J'ai parlé du travail intellectuel dans les colléges, des conditions matérielles sur lesquelles il y aurait encore bien à dire, car chaque détail a son importance. C'est ainsi, par exemple, qu'il n'est pas jusqu'à la hauteur des tables et des bancs qui ne soit à observer. Il peut y avoir là une cause de myopie et de fatigue pour l'organe visuel, à laquelle vient se joindre l'imperfection typographique de certains ouvrages. — Mais j'ai hâte de passer à un autre ordre d'idées et de parler des punitions, dont j'ai déjà prononcé le mot. Je dirai à cet égard ce que Raspail écrivait sur la syphilis. Sans doute, il vaudrait mieux que le mal n'existât pas ; mais, puisqu'il existe, il faut le guérir.

Puisque les punitions sont nécessaires, je suis très-éloigné d'en demander la suppression ; seulemement l'hygiéniste a le droit d'intervenir ici et doit donner des conseils.

Elles ne devraient jamais porter sur les repas ni sur les promenades nécessaires à la santé. Créez plutôt de vrais plaisirs à l'enfant, afin de l'en priver quand il l'aura mérité. Dans la vie de famille, une défense, par exemple, accompagnée de menaces, produira presque toujours un mauvais résultat ; faites, au contraire, comprendre à l'enfant qu'en agissant de telle façon le père et la mère en éprouveront de la peine : l'effet produit sera plus sûr et surtout plus moral.

Ce n'est donc pas avec les privations de dessert, les tables de pénitence, qu'il faut procéder. Dans un des plus grands établissements du Midi, on a vu infliger, en guise de *pensums*, différents petits supplices qui rappellent involontairement l'inquisition :

privations d'aliments, bras élevés verticalement sur une muraille, à la hauteur d'une ligne dont on ne doit pas s'éloigner; rien ne manque, pas même la *fessée*. — J'ai hâte d'ajouter que ce dernier mode de correction n'est appliqué qu'avec l'assentiment de la famille.

Ces faits se passent de commentaires. Celui qui ordonne, celui qui approuve, ne sont-ils pas dignes de marcher sur un pied d'égalité avec celui qui exécute?

L'importance des exercices physiques fait comprendre la nécessité qu'il y aurait à supprimer le *piquet* immobile, qu'il vaudrait mieux remplacer par des marches régulières. Je peux en dire autant des chambres d'arrêt ou de séquestre. L'hygiène gagnerait beaucoup à cette suppression, et l'on n'y perdrait rien au point de vue moral. C'est là un moyen ultime de répression, sans doute; car bien qu'ayant passé plusieurs années au lycée de Montpellier, qui d'après le rapport de M. Vernois [1] contient deux salles destinées à cet usage, je n'en connais nullement la disposition intérieure. Mais je crois qu'il serait utile de diminuer autant que possible le temps de la séquestration.

C'est en faisant prévaloir la loi du Devoir, comme le conseillent Kant et Jules Simon, qu'on donnera la

[1] Maxime Vernois, État hygiénique des lycées de l'Empire.

prépondérance à la nature humaine sur la nature animale. En proposant exclusivement le plaisir comme but: «le résultat naturel de cette conduite sur les enfants, c'est qu'il s'établit en eux une idée fixe, inébranlable, que le plaisir est tout [1].»

Donc, ni les peines physiques, ni l'attrait exclusif du plaisir ne doivent être les mobiles, mais bien l'Autorité et le Devoir. C'est en voulant faire sortir l'enfant de cette situation naturelle que Rousseau s'est trouvé obligé de le conduire par les passions. C'est là une grande erreur de Jean-Jacques : en employant la force et non l'Autorité, l'enfant cède à une nécessité physique. Or, l'obéissance doit tirer avant tout son origine d'un principe moral.

Il y a là, il faut le reconnaître, une lacune immense et profondément regrettable. Les sentiments de la dignité humaine ne sont pas suffisamment développés pendant les études classiques. L'écolier, de même que le citoyen courbé sous le joug de la tyrannie, semble avoir tous les vices, dont les moindres sont le mensonge et la ruse, et dont il ne se débarrasse quelquefois qu'après plusieurs années de la vie du monde.

D'où vient ce mal ?

L'enfant semble penser suivant le vers de La Fontaine : «Notre ennemi, c'est notre maître.» Cela ne

[1] Mme Necker, *loc. cit.*, pag. 339.

devrait jamais être, et n'existerait jamais si les rapports du maître à l'élève devenaient plus fréquents.

Cette question m'entraînerait à établir un parallèle entre l'éducation privée et l'éducation publique. J'en dirai quelques mots à propos de l'éducation des filles.

CHAPITRE IX[1]

Éducation spéciale à la fille. — Réflexions.

Les considérations que j'ai successivement développées dans le courant de ce travail sont, en général, indistinctement applicables aux deux sexes. Il y a cependant une hygiène spéciale à la fille, même dans les premières années.

Au premier abord, il peut sembler étrange d'établir une différence entre le petit garçon et la petite fille ; en dehors de la destinée fonctionnelle, chez l'un comme chez l'autre, tout peut sembler identique. Que l'on donne à celle-ci les vêtements de

[1] C'est aux instructives et savantes leçons faites pendant le premier semestre de cette année scolaire, par M. le professeur Fonssagrives, que je dois les principales données relatives à ce sujet, comme d'ailleurs à d'autres parties de ce travail. Ce chapitre n'est qu'une incomplète et très-pâle reproduction de ce cours, aussi brillant qu'utile.

celui-là, l'apparence sera complète ; mais ce n'est que l'apparence, et non la réalité.— Les différences se retrouvent même chez les animaux. Le Dr Godard, dans son intéressant récit[1], affirme que dans une certaine partie du Poitou on élève plus facilement des ânesses que des baudets ; ceux-ci meurent jeunes, malgré les soins qu'on leur donne, tandis que les ânesses se conservent facilement.

Le même auteur ajoute que les garçons, au Caire, sont allaités pendant deux ans, la moitié plus que les filles, et que ces dernières sont en plus grand nombre que les garçons.

C'est surtout chez les filles que l'importance de l'éducation maternelle a été comprise de tout temps. Napoléon disait un jour à Mme Campan : « Les anciens systèmes d'éducation ne valent rien. Que manque-t-il aux jeunes personnes pour être bien élevées en France ? — Des mères », répondit Mme Campan[2].

Il y a là, en effet, tout un système d'éducation.

Préparation de la beauté. —La beauté est un don; la conserver ou la développer, tel est le rôle du médecin , car il y a là une question d'hygiène et non de pure coquetterie : c'est là un attribut de la femme.

Or, chez elle, beauté et santé doivent toujours être inséparables. A part une désharmonie complète

[1] Godard; Voyage en Orient.

[2] L.-Aimé Martin; Éducation des mères de famille, pag. 19.

dans les traits, l'une doit être unie constamment à l'autre ; la beauté chétive, avec son expression de souffrance ou de langueur, peut avoir des charmes pour les amis du romanesque; mais c'est là une beauté d'un type conventionnel ; ce n'est pas celle qui doit faire l'étude du médecin.

C'est la beauté unie à la santé, et dont les statues de l'antique Grèce sont les modèles achevés, qui doit être également inséparable de la beauté morale. Il y a une sorte d'identification entre la beauté physique et la beauté morale qu'on ne saurait nier : la première est en quelque sorte la scène, le miroir où viennent se produire et se refléter les impressions de la seconde.

Dents. — Une denture irréprochable n'est seulement pas une condition de beauté, c'est aussi un cachet de santé. — C'est surtout vers l'âge de 7 à 8 ans qu'il faut surveiller les dents, car les altérations dont elles pourraient être le siége sont irrémédiables. Un développement irrégulier des arcs osseux, la saillie ou l'étroitesse du maxillaire, peuvent occasionner des vices de prononciation. L'usure peut provoquer la carie des dents; les lèvres, dans ce cas, deviennent trop rapprochées et la physionomie prend un aspect sénile. La carie est aussi préjudiciable à la santé qu'à la beauté. Ici tout se tient : une bonne santé est une garantie contre la carie, et réciproquement. La salive, qui a perdu ses propriétés alcalines, détermirre une véritable fermentation. Ce sont surtout les dents d'un émail éblouissant qui sont le plus prédisposées. La diminution de l'élément minéral leur donne cet aspect d'un blanc bleuâtre, et il y aura là un véritable rachitisme de la dent.

La carie, plus fréquente chez la femme (un tiers en plus que chez l'homme, d'après M. Magitot), s'explique par les névralgies, plus communes chez elle. Ces névralgies, souvent liées aux affections utérines et au tempérament, sont à la fois cause et effet.

C'est surtout chez les enfants lymphatiques ou scrofuleux qu'on est exposé à rencontrer la carie : il faut surveiller les troubles digestifs, comme les gastralgies acides avec pyrosis, et dans lesquels la salive peut produire la fermentation.

Cheveux. — Les cosmétiques compliqués doivent être proscrits. Ils ne valent pas les corps gras simples, comme la graisse de bœuf, et peuvent contenir même des substances dangereuses.

On augmente l'activité des cheveux en les coupant de temps en temps; mais ils deviendraient trop volumineux et se durciraient à la longue, si on faisait trop fréquemment cette opération.

Il faut aussi les aérer par les soins quotidiens. Le bulbe pileux a besoin de respirer; et il en est des cheveux comme des arbres d'une forêt : il faut en élaguer pour activer la respiration des autres.

La question de couper les cheveux dans certaines maladies n'est pas sans gravité ; un air froid sur le cuir chevelu peut supprimer la sécrétion habituelle et occasionner de graves désordres.

Soins de la peau. — Les rapports entre la peau et la santé sont importants. On sait que les vétérinaires comme les éleveurs de bestiaux jugent par là de la santé des animaux.

L'éclat et la finesse de la peau peuvent être conservés ou détruits par certaines pratiques. La propreté chez les enfants constitue le meilleur cosmétique. En parlant des bains quotidiens chez les enfants, et en toute saison, j'ai fait ressortir les avantages, pour la santé, de cette pratique un peu rigoureuse. Chez la petite fille, c'est le meilleur moyen d'obtenir avec la fermeté des tissus la finesse en même temps que l'éclat.

Strabisme. — Cette divergence vicieuse des rayons visuels provient d'un défaut de concordance des muscles oculaires. Une mauvaise disposition du berceau ou du lit par rapport à la lumière peut l'occasionner. Souvent cette disgracieuse divergence reconnaît pour cause les convulsions pendant le jeune âge.

On peut, par une certaine gymnastique de l'organe qui consiste à attirer le regard du côté opposé, fortifier le muscle. Divers appareils ont été imaginés, mais sans avoir produit de bons résultats.

Stigmates de la variole. — On a cherché bien des moyens pour arriver à faire avorter l'éruption de la pustule variolique. Pour en empêcher le développement, divers corps gras, le collodion riciné, etc., ont été essayés.

L'emplâtre de Vigo, quand les pustules sont confluentes et rapprochées, peut les faire affaisser. Si la variole a évolué, on peut empêcher l'ulcération des pustules en les traversant avec une aiguille ; il faut avoir bien soin de ne pas enlever l'épiderme, de manière que celui-ci s'affaisse sur la pustule.

L'emploi minutieux de ces pratiques est surtout indiqué pour les yeux, les paupières, les mains, car il y a toujours à craindre la formation d'un tissu nodulaire qui finit par se rétracter.

Coryza. — Certaines jeunes filles le contractent facilement et l'ont pour ainsi dire en permanence. Des ulcérations s'établissent dans les fosses nasales. Le nez devient gros ; il y a une véritable hypertrophie de l'organe et le lobule s'épaissit et s'empâte. C'est là et sur les lèvres que le scrofulisme se montre le plus généralement.

Il convient de ne pas laisser persister ces troubles en y opposant un traitement résolutif, car en dehors de leur importance sur la physionomie ils peuvent occasionner une altération de la voix; or la voix est une condition de la grâce chez la jeune fille et une véritable source de charme. Le timbre en est éminemment héréditaire. On peut le modifier, mais non le créer. Une gymnastique mauvaise de l'appareil vocal, des maladies du larynx et de la glotte ou de l'appareil pulmonaire, une lecture intempestive, peuvent l'altérer profondément. L'aphonie se rattache souvent à une altération de la muqueuse. La voix nasonnée provient d'une affection du voile du palais ou des amygdales.

Amygdales. — Le gonflement des amygdales, si commun chez les enfants lymphatiques et scrofuleux, se reconnaît à un cachet d'hébétude particulier : la bouche est ouverte, et les lèvres pendantes laissent passer l'air. Cet accident est souvent accompagné de surdité ; il convient dans ce cas d'examiner l'arrière-bouche.

La fréquence de l'amygdalite produit une hypertrophie de ces organes qui se rapprochant deviennent un obstacle pour le passage du bol alimentaire, une cause d'irritation et une gêne dans la déglutition.

Le traitement doit être général et local. Après avoir combattu la diathèse strumeuse, on pratique la cautérisation avec le perchlorure de fer ou le nitrate d'argent. Ces moyens lassent parfois la patience du médecin et de la petite malade, de même que les douches sulfureuses sur les amygdales; il faut alors se résoudre au traitement chirurgical.

A quel âge convient-il d'opérer? M. Guersent préfère opérer à l'âge de deux ans, parce que les vaisseaux, n'étant pas encore volumineux, ne donnent pas une hémorrhagie considérable D'autres chirurgiens attendent jusqu'à dix et douze ans.

Travaux intellectuels de la petite fille. — Si l'instruction d'un homme doit se proportionner à sa situation sociale, celle d'une femme doit être en rapport avec les besoins de son esprit, les talents chez elle étant moins utiles à son existence dans le monde qu'à l'agrément de la vie du foyer.

Cette question de l'instruction chez les filles a donné lieu, dans ces derniers temps, à des discussions passionnées, systématiques, sur lesquelles je ne puis m'arrêter. La plupart, méconnaissant les différences d'attribution et de destination de l'homme et de la femme, n'ont pas vu que ce qui est qualité chez l'un devient défaut chez l'autre.

Si ces polémistes ardents s'étaient bien pénétré de cette vérité : que tout ce qui, de près ou de loin, ne sert pas à l'accomplissement des fonctions maternelles, est inutile chez la femme, ils n'auraient pas prolongé indéfiniment une querelle puérile.

Le but social de l'instruction pour la femme ne doit être en définitive qu'un échange possible d'idées.

Toute la science de la mère doit consister à élever son enfant.

L'éducation particulière a sans doute ses inconvénients, parce qu'elle se produit dans un horizon borné, le précepteur fût-il un homme de génie, un Bossuet, un Fénelon. « Je n'hésite pas à penser que l'élève de Bossuet, le Dauphin, eût été beaucoup mieux élevé au collége de Navarre[1]. »

Sans doute le génie du grand homme écrase le faible enfant, mais l'éducation particulière est la seule convenable, chez la fille, dans les premières années de la vie.

Le rôle de la mère ne cesse pas, même pour le garçon, vers l'âge de cinq ou six ans. Par la suite, elle peut avoir sur le poli et le brillant de son enfant une influence considérable.

Les femmes sont nées surtout pour la conversation. Il y a dans la flexibilité de leur voix un charme particulier qui est en parfaite harmonie avec la flexibilité de la pensée, et qui peut avoir une très-heureuse influence sur l'enfant. « Les hommes, dit Rousseau, seront toujours ce qu'il plaira aux femmes ; si vous voulez qu'ils soient généreux et vertueux, apprenez aux femmes ce que c'est que grandeur et vertu. »

Par un amour-propre national exagéré, ou à cause du monopole d'universalité que nous perdrons cer-

[1] Dupanloup, *loc. cit.*, tom. III, pag. 551.

tainement s'il n'est déjà perdu, les langues vivantes sont très-peu étudiées en France. L'instruction des garçons est trop chargée ; il en résulte qu'une connaissance chasse l'autre. Il convient donc d'apprendre les langues aux filles. Plus tard, quand elles seront mères, elles les apprendront à leurs enfants. On a dit que l'habitude est une seconde nature. Il faut donc demander à cette répétition des mêmes actes un utile concours. J'ai la conviction que, cette coutume une fois adoptée, elle se généraliserait par la force de l'habitude.

Travaux manuels. — De même que chez le garçon, les travaux intellectuels de la fille doivent alterner avec des occupations manuelles, Mais à côté des avantages résultant d'un exercice modéré, se trouvent malheureusement les accidents que peut occasionner l'excès du travail.

C'est ainsi, par exemple, que l'état sédentaire peut être la cause de différents désordres. L'entraînement partiel de certains muscles peut occasionner l'anesthésie ou une paralysie des sentiments chez les couturières.

Il y a aussi une myodynie particulière siégeant à l'angle de l'omoplate, sur le muscle grand rond et grand dorsal, que M. Fonssagrives a appelée *point dorsal des brodeuses*. Cette douleur névralgique cède à la pression. On a conseillé les injections d'atropine,

Les travaux d'aiguille, la machine à coudre, indépendamment de la monotonie, peuvent aussi être une cause de myopie et réclament conséquemment une certaine surveillance.

On le voit, une réforme de l'éducation est à désirer; et c'est avec raison que M. Littré s'écrie : « Quoi ! dira-t-on, c'est quand de toute part on réclame des améliorations matérielles, que vous proposez des améliorations mentales ! La réforme mentale aura pour conséquence la réforme matérielle ; j'ai montré, l'histoire à la main, qu'il en avait été toujours ainsi. Supposez qu'en un jour la réforme s'opère, croyez-vous que riches et pauvres n'auraient pas immédiatement d'autres rapports, et qu'une formidable opinion publique ne surgirait pas à l'instant pour tout réformer [1] ? »

Ce n'est pas une réforme qu'il faut, mais une création ; car, à proprement parler, l'éducation n'existe pas en France, si l'on comprend ce mot comme les anciens.

L'éducation particulière est à peu près nulle, et il n'y aura éducation que le jour où les forces individuelles coordonnées convergeront vers un foyer

[1] Littré; Application de la philosophie positive au gouvernement des sociétés. — Paris, librairie philosophique de Ladrange.

commun. Alors seulement l'éducation produira de grands résultats ; alors se trouvera réalisé le vers du poète :

Macte novâ virtute, puer, sic itur ad astra !

Signaler le mal, n'est-ce pas en indiquer le remède ? L'hygiène enseignée aux mères des classes riches ; la vie du foyer chez les mères des classes pauvres : tout est là.

« Oui, dit M. Jules Simon, sous le chaume et dans les mansardes de nos villes, et dans les caves où ne pénètre jamais le soleil, il n'y a pas une mère qui ne souffle à son enfant l'honneur en même temps que la vie. C'est là, près de cet humble foyer, dans cette communauté de misère, de soucis et de tendresse, que se créent les amours durables, que s'enfantent les saintes et énergiques résolutions ; c'est là que se trempent les caractères ; c'est là aussi que les femmes peuvent être heureuses, en dépit du travail, au milieu des privations. Toutes les améliorations matérielles seront les bien-venues; mais si vous voulez donner des garanties à l'ordre, raviver les bons sentiments, faire comprendre, faire aimer la patrie et la justice, ne séparez pas les enfants de leurs mères ! »

Il y a là malheureusement, on le voit, des considérations d'un ordre social qu'il ne m'est pas permis d'aborder ici et que j'ai l'intention de traiter ailleurs.

[1] J. Simon, *loc. cit.*, pag. 90.

Quoi qu'il en soit, un progrès réel à cet égard nous reste encore à faire. La société réunissant dans une synthèse harmonieuse les trois éléments physique, intellectuel et moral dont l'homme se compose, ne saurait en laisser certains livrés à eux-mêmes.

Lui est-il permis d'oublier que des malheureux croupissent dans l'ignorance et dans les préjugés?

Peut-elle sciemment les abandonner à la misère, à la faim, à la maladie?

Non, pas plus qu'elle n'a le droit de les laisser se livrer au crime.

A tous elle doit son aide; chacun a droit à son secours.

La génération qui précède se lie à la génération qui suit, car l'esprit humain a son mouvement et sa vie.

Il a son présent, son passé, son avenir.

L'éducation résume ce dernier terme.

L'Éducation, c'est l'Avenir;

L'Avenir, c'est le Progrès.

FIN.

Montp. — Typogr. Boehm et Fils.

www.ingramcontent.com/pod-product-compliance
Ingram Content Group UK Ltd.
Pitfield, Milton Keynes, MK11 3LW, UK
UKHW021906260726
13966UKWH00006B/1048

9 782011 912978